事故事例に学ぶ 看護師の注意義務

はじめに

また同じような事故が…

　看護職の必携書『看護業務基準（2016年改訂版）』（日本看護協会）[1])の冒頭部分には，看護実践の責務が次のように記載されています（下線は筆者による）。
①全ての看護実践は，看護職の倫理綱領に基づく。
②人の生命及び尊厳を尊重する立場に立って行動する。
③<u>安全で，安心・信頼される看護を提供する</u>。
　これらの責務を日々遂行できれば，当然事故は起こらないでしょう。ところが，複雑多岐で超多忙な医療現場は，日常的に事故が発生する危険性を有しています。

　最近，悲惨な事故が報道されました。国公立系病院で看護師が10倍量のインスリンを投与して，患者が亡くなったのです。さらに，この時装着していた心電図のアラームも故障して作動しませんでした。記事によれば看護師は勤務歴5年未満で，インスリンの「投与方法が分からないことを知られたくなかった」「容態は安定しており，血糖値測定の必要性はないと思った」と話しています（2016年9月24日：西日本新聞）。

　この報道を見て，関与した看護師が勤務経験5年未満であったこと，分からないことをほかの看護師に知られたくなかったこと，勝手な判断をしたことなどが気になりました。勤務歴が看護師の経験年数と同様とは限りませんが，たぶん若いであろうこの看護師の行動の背景にあったものは何でしょうか。看護師個人としての知識・技術不足に加えて，最も大切な価値観とその心理に影響している職場の人間関係に問題がありそうです。インスリン事故に関しては，2014年，国公立系病院で「医療上の必要性とは無関係にインスリンが投与された」として，損害賠償2,000万円で和解が成立したことが報道されています（2014年12月30日：朝日新聞）。誰が投与したのか，インスリンはどこから持ち込まれたのかなどは不明とされていますが，そのこと自体も問題と思われます。糖尿病でもない患者へのインスリンの投与は過失とは言えないと思われますが，検証委員会の調査でも実行者は特定されていません。

　一方，2009年の同様な事件に関しては，実施者として看護師が特定され故意[※]として刑事責任（懲役刑）の判決が出ています。故意の理由は患者へのか

かかわりがストレスであったと述べられていることから，稲葉[2]はこれまでの，ミスを避けることが中心の医療安全マネジメントの限界が示唆されていると指摘しています。

裁判所の判決は客観的な社会的評価ですが…

　本書では，事例としてできるだけ判例を活用しようと考えました。なぜなら裁判所の判決は，それぞれ被告が属する職業の社会的評価の尺度であると考えるからです[3]。看護の先輩たちは長い時間をかけて看護学の確立に尽力し，2017年には看護系の大学も255を超え，修士課程や博士課程も有するようになりました。さらには，2019年度より専門職大学のスタートが予定されています。職能団体である日本看護協会も，専門看護師や認定看護師，認定看護管理者を数多く輩出しており，今や看護職は医療専門職の一員であることを自負するに至っています。このように看護職の社会的評価が明らかに高まっている現在だからこそ，判決内容を読み取り，社会が看護職に求める義務と責任を自覚して業務に臨む必要があります。

　しかし，医学・医療の進歩に伴い，医療現場における人やモノの関係性や複雑性は著しく増加し，瞬時も眼を離せない状況になっています。医療現場は，医療従事者にとっては日常的な場かもしれませんが，患者や家族にとっては住み慣れた家庭や職場などから離れた非日常的な場なのです。不安や苦しみの中にある患者や家族へのかかわりにおいては，看護職のみならずすべての医療関係者に思いやりや気遣いを基盤とした人間関係の構築が重要となります。特に看護師は，保健師助産師看護師法（以下，保助看法）によってケアの提供者としての責務を担っているのですから，日々の業務の多忙さや医師をはじめとした多くの関係者とのかかわりがいかに大変でも，そのことで患者・家族に不利益を負わせるわけにはいかないことを，冒頭の日本看護協会が示す看護実践の責務からも再認識しなければなりません。患者や家族は医療者に「お世話になっている」と思い，不満や不都合があっても我慢していることが多いのです。

　本書に示した事例は，氷山の一角かもしれません。判決が示しているのはあくまでも裁判所の判断であり，医療に対して大きな影響を持つ客観的評価の一

※**故意**　司法上，自分の行為から一定の結果が生じることを容認しながら行為に出る心情。刑法上は，罪となる事実を認識し，かつ結果の発生を意図または容認している場合。

つではありますが，これが解釈のすべてというわけではありません。裁判所の判決は複数の裁判官による合議制の場合と単独の裁判官の場合の両方がありますが，いずれの場合も，同じような事件で裁判所によって異なる判決が出る可能性もあります。原告も被告も，第1審（地方裁判所）の判決に納得がいかなければ控訴して第2審（高等裁判所），さらには上告して最高裁判所の判断を求めることもできます。最高裁判所の判決は不文法としての力を有しますから，以降の類似裁判の前例として位置づけられ，裁判官を拘束します。

　裁判で争点として判断されるのは原告側の主張に関してです。したがって，判例で看護師の行為が争点とならなかったからと言って安心してはいけません。事故に至った現象を看護の視点から分析すれば，当然看護師の注意義務が問われてしかるべきであったと思われる事例もあります。看護の社会的評価が高まれば，求められる注意義務も厳しくなって当然と考えますので，看護師の過失が存在すると思われるのに，それが問われなかったこと自体，看護の社会的地位の低さ，または看護に対する社会の関心の薄さを表しているのかもしれないと思えてなりません。

　本書では，主として刑事裁判を取り扱いました。民事裁判の目的は被災者救済ですが，刑事責任の目的は，違法な行為によって社会の秩序を乱したことに対する社会的制裁であり，行為者に対する応酬および発生防止です。刑事事件には，「疑わしきは被告人の利益に」という大原則[4]，いわゆる「疑わしきは罰せず」がありますが，それをもってしても行為者の違法性（過失）が問われたことに重きを置いています。また，その判断と負うべき責任が明確に示されており，同様の事故が起こらないようにするためのヒントがあると考えています。

事例から何を学ぶか

　裁判での争点は，患者・家族が納得がいかなかった思いや医療者に対する不信感の現れであると共に，一般社会人が有する疑問点だとも言えます。1984年に名古屋地裁で取り扱われた褥創裁判（名古屋地裁：昭和59年2月23日）が看護界に与えた衝撃は今も忘れることができません。当初原告は医師を訴えましたが，裁判の過程で「褥瘡」が大きな争点となり，看護行為に焦点が当てられました。医学書院の看護学雑誌で特集「褥創裁判が看護に問いかけたもの」が組まれ，その中で原告（患者の夫）がインタビューに答えた記事「私はなぜ

訴えたか」が掲載されました[5]。本事件は，患者・家族の医療界に対する不信感の表れでした。この事件から看護界は，ケアや看護記録のあり方など，反省すべき多くの示唆を得ました。「ルーチンのケアは記録には書かない」ことを当たり前としていた当時の臨床現場は，司法の場（裁判）では記録しなければ実施したことにはならないことを痛感させられました。患者・家族にとって非日常の世界である医療現場で何が行われたのか，医療への期待が裏切られた結果として何らかの損害が生じてしまったのですから，「なぜ？」の解明を求めても不思議ではありません。裁判では，（看護師などの）行為と（患者が被った）結果との間の因果関係と，行為の過失の有無（結果予見義務と結果回避義務）が問われます。そのため，裁判での争点とそれに対する裁判所の判決内容（結果としての判決のみでなく）は，看護師としてのあるべき姿が示唆され，学ぶべき点が多いと考えます。業務上の注意義務違反で過失を問われれば，責任を負わなければなりません。患者のためを思って実施した行為で裁かれるのはつらいことであり，後悔と慙愧の念にさいなまれることになります。このように医療事故では，加害者とされる人も被害者になってしまうのです。

　本書は，判例や事故報告，報道記事などが指摘した内容を看護の視点で分析しています。日夜患者や家族のために尽力している看護専門職として，患者の安全を守るための注意義務とは何かを再検討する機会としてお役に立てていただければ幸甚に思います。

2018年1月

土屋八千代

　本書では，看護職を総称する時は看護職，対象者を特定する場合は職種（看護師や准看護師）で表記します。また，判例紹介では簡易裁判所の略式命令は簡略，地方裁判所は地裁，高等裁判所は高裁とします。なお，主として刑事判例を分析しますが，情報不足を補う目的で，民事（損害賠償請求）判例や当該施設における事故報告書，報道記事を参考にしました。

引用・参考文献
1) 日本看護協会：看護業務基準（2016年改訂版），日本看護協会，2016.
2) 稲葉一人：実践的判例よみこなし術（第54回）インスリン投与事件から考える広義のリスクマネジメント［京都地方裁判所平成22.10.29判決］，Nursing business, Vol.5, No.6, P.70〜72, 2011.
3) 土屋八千代，山田静子，鈴木俊夫編：看護事故予防学，P.194，中山書店，2003.
4) 米田泰邦：医事紛争と医療裁判—その病理と法理 第2版，P.120，成文堂，1994.
5) 吉見輝之：特集「褥創裁判が看護に問いかけたもの」，インタビュー 私はなぜ訴えたか 原告の来本金次氏に聞く，看護学雑誌，Vol.50, No.8, P.877〜882, 1986.

CONTENTS

異型輸血のケース

- **CASE 1** 医師も看護師もカルテでの確認をしなかった。患者死亡。..................12
- **CASE 2** 2人の医師がどちらもカルテでの確認をしなかった。患者死亡。......13
- **CASE 3** 別の患者から採血し，血液型を間違う。患者死亡。..................15
- **CASE 4** 他の患者の輸血用血液バッグを誤って準備し実施。患者死亡。..........16
- **CASE 5** かかわった3人の看護師の誰もが確認をしなかった。患者死亡。......17
- **CASE 6** 異型輸血で患者が苦しむが医師も看護師も放置。患者死亡。..........19
- **CASE 7** 横にあった別の患者のシリンジと間違えた。患者死亡。..................20
- **CASE 8** ヒューマンエラーが連続した。患者は一命を取りとめる。..................22

異型輸血は実施に至るプロセスのどの段階で生じているのか？......................23

異型輸血が生じた輸血実施に至るプロセス..................24

異型輸血の人体への影響と対応..................26

先輩看護師としての教育・指導のポイント..................27

カリウム製剤のケース

- **CASE 1** 塩化カルシウムと塩化カリウムを間違える。両上下肢機能全廃。......30
- **CASE 2** 患者名を確認せず，薬剤を取り違え。患者死亡。..................32
- **CASE 3** 指示書に「IV」とあったので急速静注した。患者死亡。..................33
- **CASE 4** 医師の指示を見落とし誤投与。患者死亡。..................35
- **CASE 5** 指示を忘れて希釈せず投与。患者死亡。..................37

CASE 6	「急いで」と言われたので，ワンショット静注を行った。..................38
CASE 7	先輩の雑な指示で，後輩が事故当事者に。患者死亡。先輩も有罪。........40
CASE 8	確認はしたものの，確認の仕方がダメで誤投与。.........................42

事例の分析..44

カリウム製剤の人体への影響...45

先輩看護師としての教育・指導のポイント....................................46

インスリン製剤のケース

CASE 1	血糖値の低下を見過ごし持続点滴継続。脳幹部障害。......................48
CASE 2	看護師がインスリンを10倍投与，糖尿病患者死亡。........................49
CASE 3	医師からの指示が伝わらずインスリンを過剰投与， 患者死亡も「関係不明」と発表。...51
CASE 4	注射器を間違えてインスリン10倍投与。..................................52
CASE 5	麻酔薬と間違えて，通常の数十倍のインスリン投与。......................54
CASE 6	不必要なインスリン製剤を7日間3回にわたって投与。.....................55
CASE 7	低血糖状態になった患者から高インスリン値検出。 誰が投与したかは不明。..55
CASE 8	治療上不必要なインスリンを投与。 隠蔽のため虚偽データ入力。...56

インスリン療法とそこに潜むリスク...58

インスリンに関する事故の特徴...60

先輩看護師としての教育・指導のポイント....................................60

転倒・転落のケース

CASE 1	授乳の際に乳児を落下させ，急性硬膜外血腫等を受傷させた。	64
CASE 2	寝たきり患者のシーツ交換を一人でしようとして患者が転落。急性硬膜下血腫等受傷。	65
CASE 3	車いすへの移乗の際に転倒。入所者死亡。	66
CASE 4	保育器の開放された手入窓から乳児が落下，死亡。	68
CASE 5	患者が昼食時ベッドから転落し骨折。	69
CASE 6	術後の入院患者がトイレ内で転倒，頸椎損傷にて四肢完全麻痺。	71
CASE 7	高齢の入院患者が窓から地上に転落，死亡。	73
CASE 8	ベッドから2度転落，死亡。	75
CASE 9	患者死亡も転倒・転落アセスメントシートの活用記録があったため過失なし。	78
CASE10	必要もないのにミトン（抑制具）を使って身体を拘束された上，親族に対して報告や説明がなされなかったなどが違法として家族が提訴。	80

転倒・転落に関する事故の特徴 83

先輩看護師としての教育・指導のポイント 84

患者誤認のケース

CASE 1	横浜市立大学病院患者取り違え事件。	88
CASE 2	患者名を確認せずペニシリン入り点滴交換。回復不能な無酸素脳症発症。	92
CASE 3	病理検体の取り違えにより，不必要な肺切除術を実施。	93

| CASE 4 | 新生児を取り違えた。新生児は他人の子として生涯を送った① | 94 |
| CASE 5 | 新生児を取り違えた。新生児は他人の子として生涯を送った② | 95 |

患者誤認に関する事故の特徴 97
先輩看護師としての教育・指導のポイント 99

まとめ 土屋八千代の講義ノート

判例から学ぶこと 102
判例で繰り返し指摘される「注意義務」とは 103
安全行動に対する学習 110
安全文化の醸成 117

異型輸血のケース

　異型輸血は患者の生命の危機に直結します．また，異型輸血の事案は業務上過失致死事件として起訴※されれば刑事罰が問われます．刑事事件では，医療従事者は被告となり判決で有罪となれば刑事罰に加えて行政上の責任（看護職の場合は保健師助産師看護師法第14条：業務停止や免許の取り消し）も問われます．被告である看護師は，加害者として贖罪と後悔の入り混じったつらい思いを抱え続けることになります．これは絶対に避けなければなりません．

　本章では，事故事例を分析し，「異型輸血は予防可能である」との前提で異型輸血を二度と起こさないための原則"絶対にやってはいけないこと"は何かを考えてみたいと思います．

　　※**起訴**　裁判所に訴訟を起こすこと．特に，検察官が裁判所へ公訴を提起することを言う（刑事に関する訴訟）．

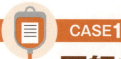

CASE1
医師も看護師もカルテでの確認をしなかった。患者死亡。

（平成2年1月9日，羽曳野簡略：業務上過失致死，罰金：医師20万円，看護師10万円）

入院中の患者に輸血するために，医師が主任看護師に指示して輸血用保存血液を取り寄せた際，看護師は診療録で患者の血液型を確認せず，同室入院中の別の患者の血液型と同じA型と軽信し，A型を取り寄せた。凝集反応を確認するため，輸血用保存血液の血球と患者の血清を交差適合試験台紙に混和させ準備した。医師も血液型を確認せず，また生理食塩水で希釈しないまま凝集溶血反応を判定するにあたって十分な観察を怠り誤判定し，A型の保存血液を600mL輸血し，患者は急性腎機能障害で死亡した。

司法の見解

診療録で患者の血液型を確認しないまま，異型の輸血用保存血液を取り寄せた主任看護師の過失は明白。 医師も交差試験を行う際，診療録で患者の血液型を確認するという基本的な注意義務を怠った上，凝集溶血反応の判定に十分な視認観察を怠った点において責任を免れない。

看護の視点

医師・主任看護師共に極めて初歩的かつ基本的な過失と言えます。加えて，本事例の実行行為者は別の看護師で，今回過失は問われていませんが，**カルテの記載と輸血用保存血液バッグの血液型の記載を確認してさえいれば，過誤は防止できた**と指摘されています。ここに最終行為者としての看護師の，責務の重大さがあります。看護師はエラーの最後のストッパーとなれることを再確認しましょう。

> **教訓** 最後のストッパーとしての役割を
> 自覚せよ！
>
> - 指示受け，輸血用血液取り寄せ，輸血実施…，その都度，カルテで患者と血液型を確認する。
> - 検査，判定の方法を必ず守る。
> - 組織として，いつでもカルテが確認できる環境をつくろう。

CASE 2

２人の医師がどちらもカルテでの確認をしなかった。患者死亡。

（平成14年4月，津簡略：業務上過失致死，罰金：医師２人とも50万円）

大学病院のICUにおいて，医師Ｘがカルテなどにより患者の血液型を確認することなく，同室のほかの患者と同じＡ型であると軽信して緊急時血液払出伝票を作成し，医師Ｙもカルテなどを確認することなく，上記払出伝票の血液型が患者の血液型と一致しているものと軽信してＡ型の輸血用濃厚赤血球を準備し，看護師に指示して輸血させた。患者は多臓器不全により死亡。

司法の見解

医師は夜間の当直勤務時間帯とはいえ，**緊急輸血に際して患者の血液型を確認するという最も初歩的な注意義務を怠った。** 払出伝票の作成と血液を準備する医師を別人にしているのはダブルチェックを実行するためと思われるが，その趣旨が理解されていなかったとすれば，病院の安全管理体制にも問題があると思われる。

看護の視点

患者の血液型の確認は大原則であり，基本的にはカルテから確認できます。

医師が2人ともその原則を厳守していなかったのはなぜでしょうか。医師Xは別の患者と同じ血液型と思い込み，医師Yは医師Xが指示した血液製剤が患者の血液型と一致していると軽信し，2人の医師が共に"思い込み"で作業を実施したのです。当該施設で払出伝票の記載者とそれを受けて準備する人を別々にしているのは，ダブルチェックが目的なのだとすれば，裁判所の指摘どおり有効に機能していなかったと言えます。

さらに，裁判所の指摘は看護師にも及び，**最終実施者として輸血に際しては患者の血液型と輸血用血液の血液型が一致していることをカルテなどにより確認する義務がある**ので，輸血した看護師にも過失責任があることは明らかである，として厳しく指摘しています。

> 夜間や緊急の場合は，血液型判定を検査課に委任できないことがあります。以下は，報道記事（2004年4月2日）からの事例です。
> 　大動脈瘤破裂により大量吐血した患者の血液型が分からず，消灯後の病室で検査した医師がA型と判定して輸血した。その後，精密な検査でO型と判明したためA型輸血を中止しO型輸血を行うも患者は死亡。
> 　医療機関からは直接の死因は大動脈からの大量出血と説明されました。ベッドサイドで血液型の判定および交差試験が可能なのか，またその判定で輸血を実施してよかったのか疑問が残ります。緊急で血液型が不明な場合は，厚生労働省「輸血療法の実施に関する指針（改定版）」では，O型の赤血球（全血は不可）を輸血し，判定後は速やかに同型に変えることになっています。

教訓　医師の指示であっても確認はすること！

- **カルテと血液型の照合は必須。**
  前の段階で確認済みでも，
  実施する前には必ず実施者が確認する。
- **ダブルチェックの目的を理解しよう。**
- **組織として，ルール違反ができない仕組みづくりも必要。**

CASE3
別の患者から採血し，血液型を間違う。患者死亡。
（平成15年12月20日：新聞報道）

翌日の手術で輸血が予定されていたため，血液型検査などのために看護師が女性患者（90歳）から採血をする際に，指示書にフルネームが記されていたにもかかわらず，同姓の別の男性入院患者（87歳）と思い込み，男性患者のA型の血液を採取。輸血用にA型血液を取り寄せた。手術当日，本来はO型である女性患者にA型の血液を約400mL輸血したため，術後容態が悪化し，異型輸血による多臓器不全で死亡した。警察は，業務上過失致死容疑で採血を担当した看護師など病院関係者から事情を聴いている。

看護の視点

採血などの際は患者にフルネームを言ってもらい，指示書や採血用スピッツなどと確認することが原則です。 それがなされなかったケースですが，患者は90歳の女性であり，たとえ年齢が類似していたとはいえ男性患者と間違えるはずはないと思います。外見などが似ていたのでしょうか。思い込みとはいえ，女性を男性と思い込んだ背景など，報道では詳細な情報がないので不明です。いずれにしろ，輸血実施の手順どおり，まず血液型判定の採血を行い，血液型判定後に交差試験用の採血をしていれば（異なる時期に別々に採血），交差試験では血液製剤との適合と共に，不規則抗体スクリーニングで血液型の判定も行われるので，過誤は防止できるのです。

教訓　血液型判定と交差試験用の採血は別々に行う！
- 本人確認はフルネームで名乗ってもらう。指示書，患者リストバンドなども合わせて確認。
- 輸血実施の手順を厳守！　輸血の手順も理解する。何のための採血かが分かっていれば，事故は防げる。

CASE 4

他の患者の輸血用血液バッグを誤って準備し実施。患者死亡。

（平成13年4月2日，岐阜簡略：業務上過失致死，罰金：看護師30万円，准看護師50万円：業務停止1カ月）

　指示により准看護師が保管場所より取り出す際，血液バッグの患者氏名・血液型を確認せず，ほかの患者のものを取り出し病室に運び準備した。その後，別の看護師が，準備されていた血液バッグの氏名・血液型を確認せず，三方活栓に接続して輸血を実施。患者は異型輸血に起因する心不全により死亡。

司法の見解

　看護師も准看護師も，血液バッグの血液が患者本人からあらかじめ採血した血清であることを十分確認し，**血液の取り違えによる異型輸血を防止すべき業務上の注意義務がある**のにこれを怠り，准看護師は別の患者のものを取り出して準備した。看護師も確認せず実施した過失の競合※。

※過失の競合　1つの結果に対して複数の過失が存在する場合を言い，①単独行為者の過失併存と②複数行為者の過失が存在する場合に区分。本事例は後者。

看護の視点

　保管庫から血液バッグを取り出した准看護師が，本人の血液と思い込んで準備し，さらに別の看護師が病室に準備されていたので確認もせずに接続した，という「過失の競合」により患者を死に至らしめたケースです。**保管庫からの出庫の際，患者データと血液製剤の確認は複数で声を出して行うことが原則です。** そして最終段階として，実施の際は，ベッドサイドで患者に氏名や血液型を言ってもらって，患者のリストバンドや出庫製剤リストと照合しなければなりません。たとえ準備されていても自分の目で再度確認しなければ最終段階のストッパーとしての役目は果たせません。

　本事例は2人の看護師がそれぞれ単独にルール違反をしました。同様の例として，ラベル確認不足による過誤事案は次のとおり頻発しています。

①添付されているラベルの患者名・血液型の確認不足で，机上にあった別人の血液で輸血：昭和52年12月，看護師罰金5万円。

②交差試験伝票と輸血容器記載の血液型・番号の確認不足：平成3年6月，看護師罰金15万円。

③血液バッグの表示を確認せず：平成8年10月，看護師罰金50万円。

④患者氏名確認の怠り：平成24年8月（報道記事）。

　自分の行為が患者・家族のみならず同僚にも悪影響を及ぼすこと，ひいては医療における社会の不信にもつながることを自覚しなければなりません。

> **教訓** 一つひとつの行動を漫然と実施しない。
> 自分の行為が及ぼす影響を自覚しよう！
> - 忙しくても，面倒でも，やらなければ死亡事故は防げない。
> - 準備されたものであっても，自分の目でしっかりと再確認をしよう。
> - 血液バッグ出庫時と輸血実施前，少なくとも2回は確認できる。

CASE 5

かかわった3人の看護師の誰もが確認をしなかった。患者死亡。

（平成13年12月19日，鰺ヶ沢簡略：業務上過失致死，罰金：看護師50万円，准看護師Y 30万円，准看護師Z 20万円）

　患者が吐血によるショック状態に陥ったことから，緊急治療として輸血が必要となった。看護師が，交差適合試験報告書（3枚の中に別人のものが混入）と輸血用血液バッグを照合する際，患者名を十分確認せず，本件患者の血液型はB型と誤信し，B型の輸血用血液400mLと200mLを準備した。准看護師Y

も患者名の確認不十分で400mL1バッグの輸血を実施した。准看護師Zはベッドサイドのスタンドにあらかじめ吊るして準備されていた200mLを輸血する際，一緒に下げられていた患者の血液型プレートと照合せず輸血，患者は急性循環不全・腎不全により死亡。

司法の見解

看護師が血液型を間違えて準備したことが原因であり，実施者である後任者の准看護師は，いずれも前任者の看護師の行為を信頼して行動したと思われる。しかし，**患者の生命・身体に危険を及ぼす恐れのある行為については，前任者の行為を間違いがないとして信頼することは許されず，自らその安全性を確認すること（ダブルチェック）が必要とされる。**たとえ看護業務が多忙であり，緊急事態であったとはいえ，このケースで輸血用バッグと交差適合試験報告書の患者名，血液型の照合が困難であるとは思われない。

看護の視点

本事例は関与した3人がそれぞれ単独で行動し，確認もしませんでした。本件は緊急治療でしたが，あらかじめ血液型と交差試験は済み，適合した輸血用血液は保管されていました。ただ，なぜ交差適合試験報告書に別の患者のものが混入していたのかは不明です。輸血部から受理し保管する際に，何らかの間違いが起こったのかもしれません。いずれにしても，CASE 4 と同様の過誤が見られます。

最初の看護師の確認ミスが後任者に連鎖して，准看護師2人とも患者名と血液のラベル確認をしませんでした。裁判所の指摘にもありますが，いくら看護業務がチーム活動とはいえ，チーム構成メンバーの知識や経験，能力もさまざまです。**ベテラン看護師の行為が先行していても，最終実施者が患者の安全を確保するためのルールである確認を厳守しなければなりません。**

前の人の仕事が正確とは限らない！

- 「きっと大丈夫」はあり得ない。自分自身で確認を！
- 忙しい時，緊急時こそ十分な確認を！

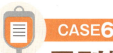

CASE6
異型輸血で患者が苦しむが医師も看護師も放置。患者死亡。
（昭和54年4月13日，横浜地裁：損害賠償事案）

　術後出血性ショックに陥った患者に対して輸血の指示をした医師は，1本目は自ら行い，2本目以降は看護師に一任して病室より退室。看護師が4本目の血液を接続して，10分後に不適合異型輸血の事実が発見され，直ちに輸血は中止された。駆けつけた医師は「洗う以外にない」と血液凝結反応を防ぐための中和剤の指示を看護師に伝え，勤務室に戻った。患者はかなりの苦痛を訴え，シーツにも多量の出血を認めたが，師長はシーツを交換したのみ，患者の苦しみを家族は何度も訴えたが，医師は一度も訪室せず，措置の指示も出さず，翌日は外出した。患者は出血多量で死亡。

司法の見解

術後出血性ショックを予測し，適切な治療を行うべき注意義務を怠った過失がある。 医師の過失と患者の死亡とには相当な因果関係があり，患者の死亡に基づく損害を賠償すべき責任がある。

看護の視点

手術に伴う合併症として，術後出血は第一に考えなければならないことです。 外科系看護師でなくても，看護師であれば全員が周知していなければなりません。医師の手術とその後の状態へのアセスメントの不十分さは裁判所の指摘のとおりです。民事裁判では問われませんでしたが，看護師の異型輸血は過誤です。10分間で注入された量は30mL程度と言われていますが，これも重大なことです。さらに，師長の行為には，アセスメントの甘さや観察不足が認められますし，何よりも本事例における患者・家族への対応は"看護ではない"と思います。

　損害賠償は被害者救済を目的にしたもので，加害者である被告を制裁するものではないので，医師のみの過失が問われましたが，本事例における異型輸血

が生じた背景と看護のあり方について，読者施設でカンファレンスを開催して検討してほしいと思います。

> **手術に伴う合併症を予測し，最悪の事態も想定して患者のアセスメントを！**
>
> ○ 患者・家族の訴えを無視しない！
> ○ 看護師は患者の苦しさを代弁しよう！

CASE 7

横にあった別の患者のシリンジと間違えた。患者死亡。

（平成26年4月24日当該施設による記者会見資料，医療事故情報収集等事業第17回報告書より）

　患者A（O型）と患者B（A型）への輸血の指示があり，2人分の輸血製剤をほぼ同時刻に準備し，医師と看護師で確認。それぞれの受け持ち看護師が注射器に準備。2人の患者とも1本目は医師と看護師がベッドサイドで確認し輸血を開始した。振とう器には2人のトレーが置かれていた。患者Aの1本目が終了し，アラームに気づいたリーダー看護師は，患者Bの輸血製剤を患者Aのものと思い込み患者Aの受け持ち看護師に渡し，受け持ち看護師はそれを確認せずに接続した。その後，患者Bの受け持ち看護師により異型輸血が判明した。患者Aに間違って注入された量は26mLであった。5日後患者は死亡。

事故の分析

〈当該施設による報告書および医療事故情報収集等事業報告書に見る指摘〉

　2本目以降の実施に当たっては，看護師が一人で確認している。今回のように，分注で数本に分けて準備をした場合，バーコードが記載されているのは1本目の割符表だけであるため，PDA（携帯用端末）を使用しての患者確認ができない（そのためのルールとして医師と看護師のダブルチェックが求められている）。**リーダー看護師が2人分の血液が準備されていることを知らなかったことと，リーダー看護師を信頼していた患者Aの受け持ち看護師が確認を省略した点は，基本原則の逸脱である。**

看護の視点

　CASE 5と同様に，**患者の生命や身体に直結する行為においては，他者を信頼して手順を省略することなど許されません。**リーダー看護師は病棟全体の情報を把握してスタッフの動きを指導・助言する立場であったのに，情報共有がなかったことは不幸ですが"思い込み"は厳禁です。施設による報告書では，患者Aの受け持ち看護師は視界にほかの看護師がいなかったこと，アラームに急かされていたことで一人で接続を行い，取り違えに気づかなかったことが原因とされています。焦りと先輩への信頼が起こした結果です。

教訓　どんなに慌てていても，どんなにその人を信頼していても，手順を省略しない！

- エラーが発生するのは，基本原則を守らなかった時！
- ダブルチェックが必要な行為は，アラームに急かされても一人で行わない。
- 自分の前に信頼できる人が確認していても，必ず自分で確認する。
- 忙しい時ほどしっかりと情報共有！

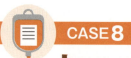

CASE 8

ヒューマンエラーが連続した。
患者は一命を取りとめる。

（平成28年9月14日，当該施設による事故報告書）

　患者Nの手術が6番手術室で開始された。当初は腹腔鏡下で行われていたが，癒着が高度なため途中から開腹術に変更された。その後，外回り看護師Aが術前訪問のため看護師Bと交代した。麻酔科医Xは電話で輸血部にO型赤血球を緊急オーダーした。同時刻には，3番手術室において患者M（B型）に輸血が必要となり輸血部にB型がオーダーされた。

　輸血部でB型赤血球6単位中4単位の準備が完了，手術室に電話した。届けられた患者MのB型4単位をサブリーダー看護師が確認しようとしたが，ダブルチェックの相手がいなかった。そこへ術前訪問で出ていた看護師Aが戻り，準夜勤務の看護師Cも出勤，看護師Bは2人に引き継ぎをして手術室を退室。看護師Bとサブリーダー看護師で患者MのB型製剤をナースステーションでダブルチェックした。看護師Bは赤血球液を6番手術室に運び，そこで麻酔科医Xから引き継いでいた麻酔科医Yと，患者の氏名と血液型，ID，輸血番号，払出伝票との相違がないことを確認。直ちに2単位の輸血を開始した。麻酔科医Yが2本目の輸血を看護師Cに依頼したところ，看護師Cが赤血球液のラベルの患者の氏名が異なることに気づき，直ちに三方活栓をオフにし，異型輸血への対応がとられた。

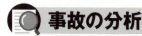 事故の分析

〈以下，当該施設の報告書からの抜粋〉

　ヒューマンエラーが連続したことを直接的な原因とし，背景に病院としての管理や教育体制の不備などによるシステムやプロセス要因が考えられる。 要因は，①届けられた赤血球製剤を誤った部屋に運搬，②運ばれた製剤が外回り看護師に渡されなかった，③最終ダブルチェックで異なる製剤であることに気づかなかった，④機器による確認が行われなかったこと，加えて業務の引き継ぎ，輸血療法，職員教育，病院管理などの体制の不備である。再発防止の対策

は，①血液製剤の誤運搬禁止，②照合の徹底，③業務引き継ぎ手順の確立，④輸血療法体制の確立，⑤管理・監督体制の構築および職員教育を挙げている。

看護の視点

このケースの報告書から，直接的な要因として，①輸血のオーダーが2件あったことがナースステーションで共有されておらず，届けられた赤血球製剤を看護師Bが担当していた6番手術室の患者Nのものと思い込んだこと，②B看護師と麻酔科医が行った払出表と血液製剤との照合は間違っていなかった（当然，双方とも患者Mのもの）が，6番手術室の患者Nの情報との照合を怠ったこと，③看護師Bは引き継ぎをして手術室を出たのであり，血液製剤は手術室の外回り看護師（AまたはC）に渡すべきであったことが読み取れます。術中の複数の関係者の交代が気になります。**交代に伴う引き継ぎへの対処も検討が必要でしょう。**

> **教訓　自身の責任範囲外で血液製剤を取り扱わない！**
>
> - 誤ったチームの連携が，個々の責任感を希薄にしてしまうことがある。
> - 業務の引き継ぎはしっかりと。
> - 機器なども使ってヒューマンエラーを防ぐ。
> - 引き継ぎの方法はそれでよい？体制・手順から見直しを！

異型輸血は実施に至るプロセスのどの段階で生じているのか？

輸血の過誤は，実施のプロセスのどの段階で生じるのでしょうか？　実施に至るプロセスを【輸血実施のプロセス】（P.25）に示しましたが，それぞれの段階で手順に従ってルールを厳守すれば問題は生じないはずです。しかし，それでも異型輸血に関する事故は続発しています。事故報道や医療過誤判例で

は，正しい手技が的確に実施されていない事案が多く見られます。公益財団法人日本医療機能評価機構の医療事故情報収集等事業の医療安全情報によると，輸血療法施行時に患者を誤った事例が8件（集計期間：2004年10月～2007年6月30日）と報告されており，うち6件は輸血用製剤を接続する際に，患者と製剤の照合を行わなかった事例でした。

しかし，【輸血実施のプロセス】の（1）～（4）のいずれの段階で過誤が生じても，最終段階の（5）ベッドサイドでの確認が確実に行われていれば異型輸血は防げます。つまり，最終実施者である看護師がストッパーになれるのです。反対に，最終実施者になることの多い看護師ゆえに，注意義務を怠れば直ちに事故に至ります。

異型輸血が生じた輸血実施に至るプロセス

準備段階

【輸血実施のプロセス】の（1）～（3）の段階を準備段階とします。この段階で重要なのは，血液型の確認とそれに適合する血液製剤の受理です。血液型判定や交差試験は従来看護師が実施することが多かったのですが，現在は検査部や輸血部で実施されるようになっていることが判例からも分かります。しかし，検査部や輸血部がない施設および夜間や緊急時など，救急外来や病棟，または患者のベッドサイドで医師や看護師が実施する場合もあります。

準備段階で重要なことを総括すると，**正しい患者からの採血，的確な血液型判定，判定後交差試験用採血，交差試験適合の血液製剤を受理**して，**正しく保管**すること，となります。

輸血実施の段階

輸血は準備段階を経て，【輸血実施のプロセス】の（4）～（6）の実施段階へ進みます。実施段階の多くは看護師がかかわる場面となります。前述したように，仮に準備のいずれかの段階で過誤が生じていても，実際に患者に注入される前に食い止めさえすれば患者の生命は守られます。この段階での看護師は，最終実行者として責任は非常に重いと思ってください。準備段階の裁判例でも分かるように，裁判所は医師のみの罰金刑であっても，看護師の注意義務も厳しく指摘していることを肝に銘じましょう。

【輸血実施のプロセス】

準備の段階 CASE 1～3

(1) 医師が輸血の必要性を判断
① 血液型確認（カルテとの照合，血液型判定）・血液型・不規則抗体検査
② インフォームド・コンセント

(2) 医師からの血液製剤発注の指示
① 輸血発注伝票の確認（血液型，血液製剤の種類と量）
② 交差試験用の採血→①②を輸血部へ（輸血部で交差試験）

(3) 血液製剤の受理・保存
① 交差試験適合の血液製剤の受理（交差試験票と血液製剤のラベル確認）
② 血液製剤別に保管

実施の段階 CASE 4～8

(4) 医師からの輸血実施の指示
① 血液製剤の種類と量の確認
② 保管庫から出庫（血液製剤の外観，患者氏名，交差試験票の確認）
＊患者データと血液製剤を複数で確認（声を出して！）

A看護師	⇔	B看護師
・血液型（カルテ）		・患者氏名とID番号
・交差試験適合票		・血液型，血液製剤名と数量，血液番号，有効期限

↓
【照合確認OK】

(5) ベッドサイドでの確認と実施
① 患者のバイタルサインと全身状態の観察
② 患者自身に氏名，血液型を言ってもらう
③ 患者のリストバンド，出庫製剤リスト，輸血用血液製剤および患者ラベルを照合
↓
【輸血直前の照合確認OK】

(6) 輸血開始
① 輸血は単独ルートで
② 最低5分間は付き添う（最初の10～15分間は1mL/分，異常なければ医師の指示の速度で）
③ 開始後15分間の観察
④ 実施中・終了後V/Sと全身状態の観察（副作用の観察）

(7) 終了後
① 再度患者名，血液型，製造番号を確認して診療録にその製造番号を記録
② 使用済みの輸血製剤は，感染性廃棄物として処理

血液製剤を保管倉庫から取り出して患者に輸血するまでのプロセスで重要なことは，**患者データと血液製剤の確認を必ず2人で声を出して行うこと**です。次に，**ベッドサイドでの患者本人との照合**です。仮に前任者への信頼があっても，最後の砦となるはずの確認の省略は絶対に許されません。

異型輸血の人体への影響と対応

　井村は,「血液型と交差適合試験は輸液療法を安全に行うために必要である」こと,「愚直なまでの確認作業こそ,輸血過誤を防ぐ王道である」と述べています[1]。多くの事例はここに過誤がありました。血液型のダブルチェックとして,①患者の血液型・不規則抗体の有無(ABO血液型,Rh〈D〉抗原,不規則抗体スクリーニング)を確認します。血液型が確認されれば,②輸血される血液製剤との交差適合試験を実施(この時に不規則抗体試験を行い血液型も再確認)します。このために,①血液型判定用と②交差試験用の採血は別々の時期に行う必要があります。

　免疫は「自己」と「非自己」を区別し,非自己を排除しようとするのが生体の反応です。血液細胞も同様で,輸血は他者の細胞を体内に入れることになり,拒絶反応を起こすことがありますが,赤血球は核がないので血液型さえ間違わなければ原則として拒絶は起こりません。赤血球の表面にある血液型の物質を抗原と呼び,血清の中にある赤血球と反応する物質を抗体と呼びます。輸血で問題となるのは,A/B抗原とRh抗原です。ABO血液型は,赤血球(抗原)と血清(抗体)の検査によって血液型を判定します。A型はA抗原,B型はB抗原,AB型はA抗原とB抗原があり,O型は両方の抗原がありません(**表1**)。このような抗原と抗体の組み合わせから異型輸血,例えばA型の患者にB型を輸血した場合,A型の抗体(抗B)が輸血した赤血球のB抗原を攻撃(赤血球を破壊)して重篤な副作用が起こります。

　Rh血液型には多くの抗原がありますが,その中でD抗原がある場合をRh陽性,ない場合をRh陰性と言い,同じRh血液型での輸血が大原則です。日本人のRh陰性の頻度は0.5％と低くなっています[2]。

　輸血開始後5分間は付き添い,速度も最初の10～15分は1mL/分[2]とします。その後も観察を要するのは,ABO不適応(**表2**)が起こった場合の早期対応(輸血の中止と適切な処置[注])が求められるからです。

注)輸血セットを交換して生理食塩液または細胞外液類似輸液剤の点滴に切り替えるなど[2]

表1 ABO血液型の分類

ABO血液型	赤血球（抗原）	血清（抗体）
A型	A抗原	抗B
B型	B抗原	抗A
O型	なし	抗Aと抗B
AB型	A抗原とB抗原	なし

日本輸血・細胞治療学会ホームページ

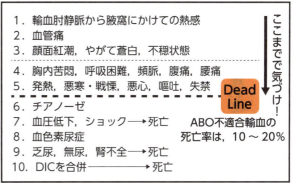

表2 ABO不適合輸血時の症状
（メジャー不適合，メジャーマイナー不適合）

井村裕夫編集主幹：わかりやすい内科学，P.298～299，文光堂，2008．

先輩看護師としての教育・指導のポイント

　輸血実施に至るプロセスで生じた過誤の8事例を分析し，看護師としてやるべきこと，やってはいけないことをまとめ，解説しました。

　あまりにも同じような事例ばかりで驚いています。看護業務は複雑多岐で多忙を極めています。裁判所の指摘を待つまでもなく，チーム活動を行うチームの構成メンバーは，新人からベテランまでを含み，知識・技術・経験も多様な人材の集まりです。チーム活動の基本は信頼関係ですが，患者の生命や身体に直結する業務であることを自覚しなければなりません。人間である以上絶対間違わないということはなく，自他共に間違いは起こるのです。その間違いを少しでも小さくしていくための最小のルールが，マニュアルや手順の遵守だと思います。たとえ医師や先輩・同僚を人として，あるいは医療専門職として信頼していたとしても，その行為に間違いがないと思い込み，ルールを厳守しないでいると事故が発生します。

　本章は，異型輸血を起こさないために"絶対にやってはいけないこと"を中心に事例をまとめました。異型輸血防止のために，最終実施者となる看護師がルールを厳守することで，患者の安全が守られることを実感しています。言い換えれば，最終実施者として絶対に確認を省略してはならないということです。

引用・参考文献
1）井村裕夫編集主幹：わかりやすい内科学，P.298 〜299，文光堂，2008.
2）日本輸血・細胞治療学会ホームページ　http://yuketsu.jstmct.or.jp（2017年11月閲覧）
3）川島みどり編：実践的看護マニュアル　共通技術編，P.403 〜419，看護の科学社，2002.
4）日本赤十字社ホームページ　http://www.jrc.jp/（2017年11月閲覧）
5）日本医療機能評価機構：医療安全情報，誤った患者への輸血，医療事故情報収集等事業　医療安全情報11，2007.
6）下正宗，前田環，村田哲也，森谷卓也編：人体の構造と機能，P.70 〜73，医学書院，2003.
7）厚生労働省：輸血療法の実施に関する指針（改訂版），2005.
8）LEX/DBインターネットTKC法律情報データベース
9）飯田英男：刑事医療過誤，判例タイムズ社，2001.
10）飯田英男：刑事医療過誤Ⅱ（増補版），判例タイムズ社，2007.
11）NTT東日本関東病院ホームページ：NTT東日本関東病院における手術中の異型輸血事故に関する報告
https://www.ntt-east.co.jp/kmc/info/20160914_1.html（2017年11月閲覧）
12）産業医科大学輸血部ホームページ：輸血関連NEWS EYE 同姓患者の血液型を間違え患者が死亡した輸血事故の報道がありました。（2003.12.20）
http://www.uoeh-u.ac.jp/kouza/yuketu/info/oshirase/news20031224html（2017年11月閲覧）

カリウム製剤のケース

それでも過失は起こる―死に至るカリウム製剤の急速静注

　利尿剤使用時や嘔吐・下痢などを伴う低カリウム血症に対するカリウム補給には，カリウム製剤（塩化カリウム〈KCL〉，アスパラギン酸カリウム，リン酸二カリウムなど）が使用されます。これらのカリウム製剤は急速静注すると不整脈や心停止を起こす危険性があり，通常は希釈して使用します。医療事故情報収集等事業報告によると，本事業開始後，2004～2008年はカリウム製剤に関する報告はなく，2009～2014年に7件が報告されています[1]。判例も平成になって多数報告されています[2~5]。

　これらの事故の当事者の多くは，カリウム製剤は急速静注してはならないことを知っていました。知っているなら事故は予防できるはずと思いますが，なぜ間違いが起こったのでしょうか？　事故に至ったプロセスを知ることにより，二度と事故を起こさないようにしましょう。

CASE1

塩化カルシウムと塩化カリウムを間違える。両上下肢機能全廃。

（平成17年3月，京都地裁：業務上過失傷害，准看護師：禁固10カ月〈平成17年10月，大阪高裁で禁固8カ月〉）

　平成13年1月，6歳児の蕁麻疹の治療に際し，ベテランの准看護師は，医師が指示した塩化カルシウム液を塩化カリウム液と誤認し，補正用塩化カリウム液であるコンクライト-Kを希釈点滴することなく静脈注射して，患者を高カリウム血症による心肺停止状態に陥らせた。その後，医師が人工呼吸，心臓マッサージ等の救急蘇生措置を講じるべき注意義務を怠り，加療期間不明の低酸素脳症後遺症による両上下肢機能全廃等の傷害を負わせた。

司法の見解

　准看護師に対し，医師の指示と異なる注射薬を使用し，原液のまま使用するという投与方法の間違いを認定。「准看護師といえども患者に対して静脈注射等，侵襲を伴う措置を行う以上，その措置によって患者の生命・身体を害することを防ぐべき注意義務を負っているのは当然であり，**医師の指示自体に疑問が生じた場合には医師に対して指示内容を確認する**等して，自らの行う投薬措置に誤りが生じないようにする注意義務がある」とし，患者の後遺症との因果関係を指摘した。

看護の視点

　本事例で，准看護師は医師が指示した塩化カルシウムが処置室のどの注射液のことなのか分からず，薬剤師に「塩化カリウムって何ですか？」と尋ねています。この時点でカルシウムをカリウムと誤認しています。薬剤師から「カリウムですか？　カルシウムですか？」と聞き返されたにもかかわらず「塩化カリウムです」と答え，薬剤師が「塩化カリウムであればコンクライト-Kですけれども」と答えたので，准看護師は「ああ，コンクライトか」と納得し，患児に原液のまま静脈注射をしました。つまり准看護師は，①指示された薬剤の

ことを知らなかった，②薬剤師の聞き返しにも疑問を持たなかった，③当然にして投与方法も知らなかったことになります。

　本事例での学びは，**知らないことは必ず確認すること，知ったかぶりはしないこと**，そして，"**知らないまま絶対に患者に実施してはならない**"ということです。また，本事例では，准看護師が自分の過失を認めなかったことや証拠の隠滅を図ったことが量刑に影響を及ぼしました。さらには医師の救急措置にも注意義務の怠りが指摘されていますし，院長は記者会見で「医師の診断・看護師のカルシウム剤の注射までのプロセスにどこも間違っていたところはなかった」と発表しています。すべてにおいて，過失否定と隠蔽が指摘されました。

　本事例では，ほかにも医師から直接指示を受けた看護師が，自らは実施せず准看護師に指示したこと（指示を受けた看護師が実施すべきであった），准看護師から薬剤の所在を聞かれた薬剤師が漫然と回答したこと（注意を喚起すべきであった），医師の指示した薬剤が当該施設にはなかったこと[注1]（医師の指示への懐疑が必要であった）なども指摘されています。しかし，薬剤のアンプルには赤地に白抜き文字で「希釈―点滴」「希釈―腹腔内」と書かれ，また赤字で「注意：必ず，希釈して使用すること」と書かれた黄色のラベルも貼ってあったのですから，それを見過ごした最終実施者である准看護師の基本的かつ重大な注意義務違反は否定できません。ほんの少し注意すれば危険性が分かるはずでした。

　本事例は2005年7月に京都地裁により「蕁麻疹患者に対する静脈注射を指示した医師が注射の場に立ち会わず，准看護師が薬剤を誤投与し，患者に重篤な後遺症を生じさせた。医師・准看護師の治療上の過失及び病院の調査・報告義務違反を認めて患者と両親に損害賠償を命じた判決」が出ました。損害賠償金は2億5,000万円です。

　「指示どおりに行った」と思い込んでいる当事者にとっては，過失を認めるのはつらいことですが，誤薬が明らかになった以上，被害者に対する謝罪が優先されるべきでしょう。本事例は准看護師も医師も過失を否定し，院長もそれ

注1）指示は「塩化カルシウム20cc ⓥ」（ⓥは静注の意味）。指示を受けた看護師が「5分かけてゆっくり」と記載していた。当時病院には，塩化カルシウム製剤として補正用薬液であるコンクライトCaしかなかった。コンクライトCaも赤字に白抜きのラベルに「希釈して使用」との注意が記載されていた。

を支持して記者会見までしています。このような風土の中では，仮に当事者が謝罪したいと思っても難しいかもしれません。安全文化の風土とは何かを再考すべき事例だと思います。

> **教訓** 知ったかぶりは事故に直結。
> 分からないまま実施してはならない！
>
> - 知らないこと，分からないことは必ず確認し，分かるまで聞く。
> - ほんの少し注意すれば，事故は回避できる。指示の確認，薬剤の表示の確認を怠らない。
> - チームで注意喚起。おかしいことをおかしいと言える組織風土をつくろう。
> - 自分のやったことを認め，患者に対して真摯に向き合う。言い逃れや隠蔽はもってのほか。

CASE 2

患者名を確認せず，薬剤を取り違え。患者死亡。

（平成17年8月22日，鶴岡簡略：業務上過失致死，罰金：看護師50万円，業務停止3カ月）

平成16年8月，入院中の患者（81歳）に抗生剤ペントシリンを与薬する際，他の患者用のカリウム製剤であるアスパラK注射液を同じトレーに入れて病室内に持ち込み，注射器に付けられた患者名を確認せず点滴注射の三方活栓に接続し，アスパラK注射液約15mLを注入。患者は血中カリウムの急激な上昇により急性心機能不全の状態に至り，同日高カリウム血症により死亡。

司法の見解

薬品容器に表示された患者名を確認して与薬する，という業務上の注意義務があるにもかかわらず，これを怠ったことは過失である。

看護の視点

患者への抗生剤投与後に別の患者にカリウム製剤を投与する予定があったとはいえ，**同じトレーに別の患者の薬剤を一緒に準備することは事故の元**です。仮に2人分の患者の注射薬を準備せざるを得なかった場合には特に注意をし，貼付されているラベルなどでの患者名の確認をすることは絶対不可欠です。ましてやカリウム製剤は，日本病院薬剤師会の『ハイリスク薬に関する業務ガイドライン』[6]において特に安全管理が必要な医薬品（以下，ハイリスク薬）に位置づけられています。そのような薬剤は，必ず単一で取り扱うべきですし，カリウム製剤を抗生剤などと同じトレーに並べることの危険性を認識すべきです。

患者の薬剤は，患者ごとに管理！
ハイリスク薬は特に注意！

- 同じトレーに別の患者の薬剤を入れない。
- 患者名，薬剤名を確認してから与薬するのは，絶対不可欠。
- カリウム製剤などのハイリスク薬は単一で取り扱う。他の薬剤と一緒にしない。

CASE3
指示書に「IV」とあったので急速静注した。患者死亡。

（平成11年9月19日，函館簡略：業務上過失致死，罰金：医師30万円）

平成10年8月，医院の院長である医師は准看護師に，患者（85歳）へのアスパラK注射液（カリウム製剤）の投与とその方法を指示するに当たり，希釈

して点滴静注するよう指示すべきであるのに，注射指示書に通常の静脈注射を意味する「IV」としか記載しなかったため，准看護師が同注射液の混合液を患者に急速静注した。患者はショック状態に陥り死亡した。

司法の見解

　塩化カリウム製剤は急速静注すると不整脈を起こして心停止に至る恐れがあったのであるから，点滴静脈内注射の方法によるように指示するか，点滴によらない通常の静脈内注射をする場合には，同注射液を通常より薄めて時間をかけながら注射するように指示するなどの，特段の措置を講じて事故の発生を未然に防止すべき業務上の注意義務があるのに，これを怠ったのは医師の過失である。

看護の視点

　本事例では明確な指示をしなかった医師の責任が問われ，実施者の准看護師は起訴されませんでした。事故発生は1998年であり，施設が医院であることから，カリウム製剤に関する危険性は周知されていなかった可能性がありますが，アンプルには赤字の「点滴静注」という記載がありますし，注射薬には添付文書が付いているはずですから，その指示に従う義務があります。准看護師は医師または看護師の指示に従うことを旨としますが，**医師の指示を鵜呑みにするのではなく，准看護師と言えども指示を確認して正しい投与方法を理解の上で実施する**ことが，人の生命・身体に関与する職業に従事する者として，業務上の基本的な注意義務となります。

教訓　医師にも協力を求めよう！　分かりやすい指示，質問しやすい雰囲気！

- 忙しい現場では，指示が簡略化されがち。不明確なこと，分からないことは必ず聞き，確認する。
- 医師の指示であっても鵜呑みにしない。
- 危険を知らせる表示がされていないか，投与する薬剤表示をよく見る。

CASE4
医師の指示を見落とし誤投与。患者死亡。
（平成15年3月12日，新津簡略：業務上過失致死，罰金：准看護師50万円）

　平成14年7月，医師が，患者（71歳）に対するカリウム製剤（KCL）投与を指示。その際に医師が記載した入院注射箋には，他の点滴液と混合して点滴するよう記載があったにもかかわらず，准看護師がこれを見落とした。この准看護師は，カリウム製剤についての知識・経験が不十分であったため，医師の指示書の記載を十分確認せずに，輸液で希釈することなく左大腿部の静脈に直接注入した。

司法の見解

　医師の指示によりカリウム製剤（KCL）を点滴する際，希釈しないで使用すると高カリウム血症による心停止の危険があった上，医師が記載した入院注射箋には同塩化カリウム液を他の点滴液に混合して点滴すべき旨記されていたのであるから，**他の点滴液と混合して希釈した同塩化カリウム液を点滴すべき業務上の注意義務がある**のにこれを怠り，同塩化カリウム液約10mLを他の点滴液と混合しないまま患者の左大腿部の静脈に注入したことは過失である。

看護の視点

　本事例では，**カリウム製剤に対する知識不足に加え，医師の記載指示を看過し遵守しなかったことで投与方法を間違え，患者が死亡**しました。

　日本医療機能評価機構の医療安全情報No.98「カリウム製剤の投与方法の間違い」が報告されたのは2015年1月でした。本事例が起こったのは2002年ですから，まだカリウム製剤の危険性が社会に周知されていなかったのかもしれません。しかし，何度も述べているように注射製剤には添付文書が付いていますし，このケースでは，CASE 3とは異なり医師の指示が記載されていました。弁護士・薬剤師である中村は，添付文書の指示に従わず患者に重篤な症状を生じさせた場合，裁判所は添付文書の指示を規準とした過失責任を問う傾向にあ

るので注意が必要であると指摘しています[7]。

　当事者である准看護師に関しては，判例からはベテランと思われると記載されているのみで詳細は分かりませんが，判例を紹介している飯田は，同種のカリウム製剤の点滴ミス事例[注2]と対比し，量刑の均衡に疑問を呈しています[2]。量刑は各裁判所の裁判官の裁量に依拠しますが，その裁量には被告の日頃の勤務状況や反省の情などの行動が影響しています。

　同様な事例を紹介します。

①2010年1月，准看護師（23歳）が，医師から濃度を薄めて使うよう指示されていた塩化カリウム液をそのまま点滴し，4日後に患者が死亡（2012年3月15日：毎日新聞，2012年9月27日：日本経済新聞）。この事例は罰金70万円の略式命令が出た。

②平成18年6月，入院中の患者（63歳）に対し，医師から塩化カリウム製剤を希釈して点滴投与するように指示が出たが，看護師（21歳）は業務上の注意義務を怠り，点滴の側管より急激に塩化カリウム製剤40mLを注入した。（平成19年7月23日，八幡浜簡略，罰金50万円）

③入院注射箋に，高カロリー栄養点滴剤に塩化カリウム製剤を混入希釈させて徐々に注入するよう記載されていたのを看過して急速静注した。（平成16年11月10日，千葉簡略：業務上過失致死，罰金50万円，業務停止3ヵ月）

「知らなかった」では済まされない！カリウム製剤の危険性を理解する。

- 医師の指示は，受けた時，実施する時，その都度確認する。見落とし厳禁。
- 禁忌のある薬剤は多い。添付文書を見て確認する。
- 知識・経験不足は，事故につながる。なぜその与薬を行うのか，なぜその投与方法なのか理解することも必要。

注2）平成15年の大津地裁では看護師2人が禁固刑（CASE 7参照），平成11年の函館簡略では医師の罰金30万円（CASE 3参照），本事例では准看護師の罰金50万円となっている。

CASE 5

指示を忘れて希釈せず投与。患者死亡。

(平成17年3月11日，甲府地裁：業務上過失致死，看護師：禁固1年〈執行猶予3年〉，業務停止6カ月)

　平成15年7月，医師が入院中の患者（70歳）のカリウム補給のため，看護師に塩化カリウム20mLを点滴ボトル内の薬液に注入させて投与するよう指示した。看護師は塩化カリウムの危険性は認識していたが，指示された投与法を失念し，希釈しないまま三方活栓から直接投与し，高カリウム血症による急性心臓機能不全などの傷害を負わせ，急性心不全により死亡させた。

司法の見解

　医師から指示された業務上の注意義務を怠った過失。**初歩的な注意義務を怠った結果は患者の死亡という重大なもの**であり，同種事犯の再発防止からも厳しい処罰が必要。しかし，看護師は自己の非を認め反省し，遺族へも慰謝の処置を講じていること，当日は，勤務者の欠勤等で多忙であったこと，自宅謹慎および減給の処分を受けていることなどを総合的に考慮して量刑を決定。刑の執行を猶予して社会の中で更正する機会を与える。

看護の視点

　塩化カリウム製剤の危険性は認識しており，医師の指示もあったのに失念してしまったというケースです。その日は**欠員があり，病棟が相当多忙**であったようです。業務に集中できなかったのかもしれませんが，危険性の高いカリウム製剤を通常の静脈注射薬のように取り扱ったのはなぜなのか。詳細は不明ですが，**いかなる理由があっても，基本的な注意義務を怠った過失は免れません。**同様の事例を紹介します。

　2015年10月，国公立系病院に入院中の患者に男性看護師（28歳）がアスパラカリウムの点滴投与の際，医師より薄めるよう（ボトル内に混入）指示があったにもかかわらず，静脈に直接投与した。危険性は知っていたが「次の作

業のことで頭がいっぱいで，つい他の薬剤と同様に静脈注射によりカリウム製剤を注入してしまった」と話している（中日新聞：2015年6月）。看護師は停職6カ月の懲戒処分，看護部長と看護師長は監督責任を問われ訓告処分を受けました。本件は2015年5月に2,100万円で和解しました。

> **教訓** 「忙しかった」「慌てていた」は
> 言い訳にならない。
> どんな理由があっても過失は免れない！
> ○「つい」やってしまう前に，「しっかりと確認」する。
> ○事故・ミスを起こしやすい環境は改善を！

CASE 6
「急いで」と言われたので，ワンショット静注を行った。
（医療事故情報収集等事業第40回報告書（平成26年10月〜12月）より抜粋）

電子カルテシステムでのオーダー上，KCL注射処方セットが「ショット薬」に分類されるため，医師が指示簿にその都度「1時間かけて中心静脈から投与」と記載していた。今回はその記載がなかった。看護師はワンショット静注禁止薬剤と知っていたが，医師に急ぐよう言われたため，ワンショットで使用するほど急いでいるのだと思い込み，医師に確認を行わずワンショット静注を行った[1]。

事故の分析

経験5カ月の看護師は，夜勤帯で出たKCL原液5mL投与の指示には，フリーコメントにいつも記載されていた「1時間かけて投与」などの投与方法が記載されていなかったので，ワンショットに指示が変更されたのだと思った。医師は，KCLの投与を急いでいたが，看護師は業務が重なり投与ができてい

なかったので，**投与を早くしてほしいという意味で「急いで」と言ったのだが，看護師は「急いで」という言葉を，投与するスピードを上げること（ワンショット）だと思った**のである。

　本事例は，薬剤部での疑義照会の対象ではなかったこと，ICUではダブルチェックではなく，個人で5R[注3]をすることになっていたこと，KCLは当時ハイリスク薬に指定されていなかったことなどの背景がある。改善策として，指差し呼称に加え，ダブルチェックの実施，マニュアル作成，ショット薬の変更，KCLの表示の工夫などが行われた。

看護の視点

　本事例は夜勤帯で起こっており，医師が再三にわたって催促したといった業務上の背景があります。また，看護師はKCLの危険性を知っていましたが，いつもは記載されていた「1時間かけて」の記載がなかったことから，医師の**「急いで」の意味を誤信**してしまいました。知識はあったため，疑問に思いはしたものの，医師に確認しませんでした。ICUの夜勤帯ですから看護師の人数も少なく多忙であったと予想できます。しかし，医師が「急いで」と3回くらい言ったということは，医師もその場にいたのではないでしょうか。看護師が準備をして医師に実施してもらうことも可能であり，そうすればそれがダブルチェックの効果をもたらし，事故は予防できたかもしれません。薬剤の確認は，①薬品の取り出し，②作成時，③作成後薬品破棄時の3回，6R（注3）参照）で行うこととされています。

教訓　医師の指示に疑問があれば，必ず確認する！

- ダブルチェックを効果的に実施しよう。
- 多忙な現場は，注意喚起を促す仕組みや体制をつくろう！

注3）与薬の確認方法。①Right Patient（正しい患者），②Right Drug（正しい薬剤），③Right Dose（正しい用量），④Right Route（正しい用法），⑤Right Time（正しい時間）の5つを確認する。現在は，⑥Right Purpose（正しい目的）を加えた6Rを確認する。

CASE 7

先輩の雑な指示で，後輩が事故当事者に。患者死亡。先輩も有罪。

(平成15年9月16日，大津地裁：業務上過失致死，看護師A：禁固1年〈執行猶予3年〉，業務停止6カ月，看護師B：禁固8カ月〈執行猶予3年〉，業務停止4カ月)

塩化カリウム（KCL）を点滴静脈注射する際，先輩看護師A（以下，先輩A）が経験2カ月の新人看護師B（以下，新人B）に「混注」と指示しただけで，具体的で明確な方法を指示しなかったため，新人Bは「混注」の意味も十分に理解できないまま，点滴の三方活栓から直接注入，患者死亡。

司法の見解

先輩Aには**投与方法を具体的かつ明確に指示すべき業務上の注意義務**があったのにこれを怠り，「混注」という表現のみで投与方法を指示しただけで，**新人Bから投与方法を尋ねられても具体的かつ明確な指示をしなかった**過失。また，危険性を知りながら新人Bに十分説明せず，新人Bからの投与方法の確認についても十分な対応をしなかったために，新人Bに投与方法を誤らせた。このことは，医療の現場にあって人の生命を預かる者として基本的な注意義務を怠ったものであって，その過失は大きい。かつ本件の経過として注射箋を持参しないなど正規の手順と異なる薬剤の準備や投与を行っている上，新人Bから薬剤の内容を問われて調べ，改めて危険性を認識し，本件過誤を未然に防止する機会があったのに，これもなおざりにしているなど，強い非難を免れない。

新人Bは「混注」の意味が理解できなかっただけでなく，投与方法を尋ねても先輩Aから明確な指示が得られなかったのであるから，さらに**先輩Aや医師に質問するなど確認して投与すべき業務上の注意義務がある**のにこれを怠った。

看護の視点

先輩Aは医師から受けた指示を経験の浅い新人Bに「混注」とだけ指示し，具体的な指示を出さなかったこと，新人Bから問われた塩化カリウムの作用について確答できなかったが薬品事典で調べ，先輩Aは塩化カリウムの危険性を

認識したものの新人Bに伝えなかったこと，院内マニュアルでは指示を受けた看護師が実施することになっており，その際は注射箋を手元に置き薬品の準備と投与を行うことが定められていたこと，先輩Aは塩化カリウムの準備をしたが，注射箋を新人Bに持たせていなかったことなどについて，裁判所は厳しく指摘しています。本来は，経験2カ月の新人Bに指示するのではなく，薬剤を準備した先輩Aが実施すべきでしたが，先輩A自身が正しい投与方法が理解できていたのかどうか疑問です。薬剤に関する新人Bの問いかけに答えられなかったのですから，先輩Aが実施しても同じ結果になったかもしれません。一方で先輩Aは平素の勤務状態はまじめで，誠実に看護業務を遂行してきたことや罪を認め反省の情も顕著であること，行政処分として看護師資格剥奪の可能性もあることなども考慮して量刑が決定されています。

また，**先輩A自身の経験も2年2カ月しかありません。そのキャリアの職員に，経験2カ月の新人Bの指導をさせていた病院の体制にも問題がある**ことが指摘されています。新人Bも先輩A以外の誰かに確認するという基本的な注意義務の怠りがありますが，先輩Aと同様の趣旨で量刑が決定しています。2人とも病院を退職しています。

本事例からペアの組み合わせの問題も指摘できます。現在，看護体制としてPNS（パートナーシップ・ナーシング・システム）® を採用している医療機関が多くなっています。本事例の場合は判例にはペアを組んでいたと記載されていますが，PNSを採用していたのか，別の看護体制だったのかは分かりません。本来のPNSでは，新人の指導を2年目の看護師1人に任せたりはしません。新人は複数の看護師の指導体制下にありますし，独り立ちを始める2年目看護師はもっと経験のある看護師とペアになります。いずれにしても**先輩の位置にある者は，後輩の行動に責任を問われる**ということを周知すべきですし，決して後輩を事故に巻き込んではなりません。

以上のことから，本事例から学ぶべきことは，指示の出し方およびその確認の仕方の重要性です。**新人に尋ねられて分からない時は何らかの方法で調べ，明確な回答を示すことが必要です。** また，本事例の場合は，指示を出した医師に確認することです。**新人も先輩が明確な指示を出してくれない場合は，先輩に遠慮しないで第三者に確認**をしてほしいと思います。

教訓 先輩は，指導者として後輩の行動の責任を問われる。
自分が分からないことは調べて確認し，新人に正しい情報・指示を明確に伝える！

- 分からないことを先輩，医師など，分かる人に尋ねることは，新人でも必ずできる。正確な知識がないまま患者に実施してはならない。
- マニュアルで決められている手順を必ず守る。

CASE 8

確認はしたものの，確認の仕方がダメで誤投与。

（医療事故情報収集等事業第40回報告書（平成26年10月〜12月）より抜粋）

　塩化カリウム投与の指示受けをした病棟の受け持ち看護師が指示内容を疑問に思い，手術中の主治医に「指示どおりに投与していいか」を確認すべく手術室に電話。手術室看護師は「『オーダーどおりに投与していいか』と聞いていますが」と主治医に確認，主治医から「いいです」と返答をもらう。その後，受け持ち看護師がKCLの準備をする際，添付文書を見て，点滴で薄めないでいいのだろうかとリーダー看護師に相談。リーダー看護師は再度主治医に「オーダーどおりでいいですか」と尋ねたところ，手術室看護師が医師の返答を代弁して「はい」と回答。リーダー看護師は受け持ち看護師に，ゆっくりとモニターを見ながら施行するよう伝えた。受け持ち看護師はKCL20mL＋生理食塩液20mLの静注をゆっくり開始[1]。

 事故の分析

　①指示受けをした受け持ち看護師は1日3回投与の指示に疑問を持ち，医師に「指示どおりに投与していいですか」と確認した。②受け持ち看護師は添付

文書「点滴で薄めて投与」の表記を見てリーダーに相談。③リーダー看護師は医師に「オーダーどおりでいいですか」と再度確認。この段階で，受け持ち看護師もリーダー看護師も，共に**「何に対するどのような指示への質問なのか」を主治医に伝えていない。**主治医はICUで行ったシリンジポンプによる投与をするつもりであり，**ICUのみで使用している約束処方をコピーしたもので病棟への指示を出していた。**

看護の視点

受け持ち看護師もリーダー看護師も，塩化カリウム（KCL）の危険性と正しい投与法を認識していましたが，主治医への2回の確認の際に，「オーダーどおりでいいですか」と聞いただけで，**「オーダーのここが疑問です」と具体的に何に疑問を持っているのかを伝えなかった**ため，確認の意味を成さず誤投与が防げませんでした。主治医は，シリンジポンプによるKCLの投与がICUのみの約束処方であることに気づかず，まさか看護師がKCLを静注するとは思ってもいませんでした。

主治医は手術中であったことと，以前のICUでの体験から塩化カリウム（KCL）はポンプで投与するものと思い込んでいたので「指示どおりでいい」と返答しました。

このようなケースは多くあります。**確認の際には，どういう指示の，何について，どういう疑問を持っているのか，を聞く必要があります。**

同様の事例を同報告書から抜粋して紹介します。

上級医が補液にKCL0.5A追加と口頭で指示。看護師はKCL注20mEqキット（プレフィルドシリンジ製剤）からシリンジに10mL吸い取り，研修医に渡した。研修医は塩化カリウム投与は初めてだったため不安になり，上級医に「緩徐に静注でいいですよね」と確認。上級医より「やっといて」との回答があったので，IVルートから投与を開始した[1]。プレフィルドシリンジ製剤は静脈注射ができない設計になっているので，シリンジに吸ったりはしない。研修医はKCLの急速静注をしてはいけないことは知っていたが，希釈が必要とは認識せず，緩徐であれば問題ないと思っていた。

本事例では上級医への確認の仕方が具体的ではなかったことから，危惧が解

決されないまま実施に至ってしまいました。研修医は初めてKCLを行う場面だったので，上級医はより慎重に指導監督の義務があったと思われますし，口頭での指示は避けるべきでした。

> **教訓** コミュニケーションエラーを起こさない！
> 誤解を生まない確認方法を身につける。
> ○相手の認識は自分と同じではない。
> 　確認は具体的に「どの指示の，何について，どのような疑問を持っているのか」をきちんと伝える。
> ○いつもとやり方が違うのは危険なサイン。
> 　手間がかかっても与薬指示の出し方・受け方のルールを守る。

事例の分析

　これらのカリウム製剤に関連した事例を概観すると，①薬品名の間違いと②投与法の間違いに大別され，圧倒的に後者が多いのですが，いずれにしても結果として急速静注により患者死亡に至っています。看護の専門職として問われている注意義務は，初歩的かつ基本的な注意義務であると裁判所は指摘しています。

1) 薬品名の間違い

　判例では薬品名の間違いは2件と少なかったのですが，間違いの経緯はどうであれ，結果としてカリウム製剤の急速静注につながっています。

2) 投与法の間違い

　投与法の間違いとして急速静注に至る過程には，知識の不足だけではなく指示の確認などにおける不明瞭さがありました。

　与薬に関する事故は医療事故の中でも高頻度で起こっています。処方する医師から調剤する薬剤師，実施者としての看護師など多職種がかかわるため，そのプロセスの中に，事故を招く要因が多数潜んでいるのです。事故防止のためにもダブルチェックによる確認は不可欠です。与薬の確認は，現在は5R（Right〈正しい〉「患者」「薬剤」「用量」「用法」「時間」）に「目的」を加えた6Rと言われており，その遵守が基本となります。

表1 塩化カリウム製剤添付文書の記載（抜粋）

- ◆効能・作用：降圧利尿剤，低カリウム血症，低カリウム血症型周期性四肢麻痺，重症嘔吐・下痢・カリウム摂取不足および術後，低クロール性アルカローシス，電解質補正など

- ◆特記すべき注意事項
- ・医師等の処方箋により使用すること
- ・**原液のままの投与は絶対しない。必ずカリウムとして40mEq/L以下の濃度（1アンプル〈20mL〉を1L以上）に点滴等で薄めて**，1分間に8mLを超えない速度で静脈内注射する（点滴静脈内注射にのみ使用）。
- ・禁忌：重篤な腎機能障害，副腎機能障害，高カリウム血症などの患者

カリウム製剤の人体への影響

『「医薬品の安全使用のための業務手順」作成マニュアル』において，ハイリスク薬とされているものは，投与量等に注意が必要な医薬品をはじめとする9項目で，その中に「心停止等に注意が必要な医薬品」としてカリウム製剤が明記されています[8]。また，平成28年度診療報酬改定により見直された薬剤管理指導料Ⅰのハイリスク薬は12種類提示されており，その中に"カリウム製剤（注射薬に限る）"が位置づけられています。カリウム製剤（注射薬に限る）に関して特に注意すべきこととして，医師と薬剤師が作成したプロトコールに基づく輸液処方設計，投与量および投与方法（希釈濃度・投与速度など）の妥当性の確認，高齢者への投与量の確認，体外循環回路の高圧条件下での使用不可の確認，電解質バランス等検査値の確認，腎機能の確認が挙げられ，さらにハイリスク薬を対象とした業務を行う場合にとるべき方法が述べられています[6]。

主要な電解質であるカリウムは，神経系・循環器系・筋骨格系の活動を支える重要な役割があり，不足すると運動障害や意識障害，循環器機能の異常などが起こります。また，酸塩基平衡や浸透圧維持にかかわっていますので，血漿カリウム濃度の小さな変化が大きな臨床症状を生むことがあります。体内K総量の98％が細胞内液に存在し，細胞内外の濃度比が数十倍と大きいため，細胞内外のK移動によって血清Kは容易に変動します。血清カリウムの正常値は3.5～5.0mEq/Lですが，通常5.5mEq/Lを超えると高カリウム血症となります。カリウム製剤を薄めずにそのまま投与すると，高カリウム状態となり心臓伝導障害を起こすので，用法・用量に従って必ず適当な希釈剤で薄めて，均一な希釈状態で使用することになっています。**表1**は塩化カリウム製剤の添付文書からの抜粋です。

本章で取り上げた事例では，一部を除いて，多くの看護師はこれらカリウム製剤の危険性を認識し，急速静注の禁止も熟知していました。しかし，「なぜ禁止なのか」の理解が不足しているために，"つい，うっかり"の初歩的なミスが起こるのではないかと思います。

先輩看護師としての教育・指導のポイント

　カリウム製剤の過誤は，薬品名の間違いよりも，投与法の間違いが圧倒的に多くありました。多くの看護師はカリウム製剤の急速静注は禁止であることを認知していますが，なぜ禁止なのかの理解は不足していたようです。また，急速ではなくゆっくりならよいかもしれないとの誤認識があります。加えて，点滴静注の側管（三方活栓）からの静注が，通常の静脈注射と同じであるとの認識が低いのかもしれません。カリウムは筋肉の収縮や心臓の収縮作用を有しますから，急激に血中カリウムの濃度が高まれば心停止に至ります。

　事例では医師の指示にも不足や間違いがありました。医師の指示を妄信して事故に至った事例もありますが，指示に疑問を抱いても確認しなかったり，確認の仕方が具体的でなく疑問が解決しないまま実施したりしていました。**疑問のある指示に対しては，疑問を具体的かつ明確にして確認することの重要性を周知していく必要があります。**また，実践場面における看護師間の協力・協働のあり方についても，先輩看護師としての責務，PNSを採用している病院でのペアの組み方など，看護の質や安全を考えていく上での多くの課題が提供されたようです。

引用・参考文献
1）日本医療機能評価機構：医療事故情報収集等事業第40回報告書（平成26年10月～12月），平成27年3月26日.
2）飯田英男：刑事医療過誤Ⅱ（増強版），判例タイムズ社，2007.
3）飯田英男：刑事医療過誤Ⅲ，信山社，2012.
4）TKC法律情報データベース LEX/OBインターネット
5）Medsafe.Netホームページ：医療事件判決紹介コーナー，No.166.
http://www.medsafe.net/contents/hanketsu/hanketsu_0_175.html（2017年11月閲覧）
6）日本病院薬剤師会：ハイリスク薬に関する業務ガイドライン（Ver.2.2），平成28年6月4日.
http://www.jshp.or.jp/cont/16/0609-1.pdf（2017年11月閲覧）
7）中村智広：裁判にならないための輸液管理・与薬業務 第1回塩化カリウム液の投与速度および投与方法に関する医療事故事例，病院安全教育，Vol.3，No.3，P.23～27，2015.
8）「医薬品の安全使用のための業務手順書」作成マニュアル，平成18年度厚生労働科学研究「医薬品等の安全管理体制の確立に関する研究」主任研究者北澤式文，平成19年3月.
http://www.mhlw.go.jp/topics/bukyoku/isei/i-anzen/hourei/dl/070330-1a.pdf（2017年11月閲覧）
9）平林勝政：看護業務をめぐる法的問題―看護教育と看護の専門性の視点から，東京都衛生局医療計画部看護課平成5年度看護教務主任研修会資料，1993.

インスリン製剤のケース

　インスリンは単位とmLの関係や，投与量が微量であるという特徴があります。昨今では専用の注入器が存在し，バイアル使用は少なくなったと聞きます。
　いずれにしてもインスリンは危険薬品であり使用上のリスクが大きいということを再認識する必要があり，新人指導において注意を要する重要な点です。

CASE1

血糖値の低下を見過ごし持続点滴継続。脳幹部障害。

（平成13年5月28日，神戸簡略：業務上過失傷害，罰金：医師50万円，業務停止1カ月）

　平成8年5月29日，患者（70歳）が高血糖状態にあったため，インスリンの持続点滴を実施した。しかし，医師は心不全の治療のみに気を奪われ，血糖値の値を的確に把握せず，患者の血糖値の低下を看過したまま持続点滴を継続した。患者は低血糖昏睡に起因する脳幹部障害を負った。

 司法の見解

　医師が高血糖状態にある患者に対してインスリン持続点滴を行っていた際，**頻回に血糖値の測定を行い，血糖値を正常に保持すべき注意義務があるのにこれを怠り，患者が低血糖状態に陥っているのを看過した**まま持続点滴を継続したため，低血糖に起因する治療期間不明の脳幹部障害に陥らせた。

 看護の視点

　本事例に関する情報が少なく，事故の背景がよく分かりませんが，事故の発生した場所は国公立系病院のICUです。飯田[1]は，インスリン持続点滴開始から1日以上経過してから患者の低血糖状態に気づいたことについて，起訴状に「心不全の治療のみに気を奪われ」とあるだけで，血糖測定が頻回に行われなかった理由も明らかでないことを指摘しています。記録では31日午前0時42分頃血糖値が47mg/dLであったのを看過して，3時過ぎまで点滴持続したとあります。この数値は明らかに低血糖ですが，測定したのは誰か，血糖値のアセスメントはなされたのか，医師への報告はなされなかったのかなどの疑問が残ります。一般的に血糖値測定は，看護師が実施したと考えますが，看護師はその数値のアセスメントをしたのでしょうか。したのであれば当然医師に報告されたはずで，医師は何らかの判断を下したと思われます。それがされなかったのなら，数値はカルテに記載されただけだったのでしょう。その結果，

ICUという衆人環視のある中で低血糖状態にある患者にその後１時間以上もインスリン投与が続けられ，患者に障害を負わせてしまいました。今回，**医師に問われているインスリン持続点滴実施時の注意義務は，そのまま看護師にも問われるべき注意義務と考えます。** そして，ICUがいかに多忙であっても果たすべき注意義務であると言えます。高血糖状態改善のためのインスリン投与ですから，実施中は効果確認および副作用の早期発見のために，血糖値測定は持続点滴とセットで実施すべきです。**医師からの指示がなければ実施しないのではなく，必要なこととして指示を要求すればよい**のです。

> **教訓 インスリン投与（特に持続点滴）と血糖値測定はセットで行う！**
> - 血糖値を測定したら，看護師もその数値をアセスメントする。必要時は医師に報告。
> - 多忙な現場はチームで安全を守ろう。

CASE2
看護師がインスリンを10倍投与，糖尿病患者死亡。

（2016年9月23日，時事通信社，朝日新聞，NHK長崎放送局，9月24日西日本新聞など）

2016年8月8日に入院し，インスリンを含む栄養補給の点滴を受けていた80代の女性患者に，30日夜，20代の看護師が医師の指示の10倍量のインスリンを点滴で投与。患者は約8時間後の31日朝死亡が確認された。看護師は専用の注射器を使用せず，センターの手順で定められている複数人でのチェックも怠っていた。看護師は点滴を通してのインスリン投与は初めてであったが，「一人でできると思った」と話している。また，血糖値を測定せず，架空の数値をカルテに記載していた。「患者の状態が安定していたので異常はない

と思って測定しなかった」と言う。

看護の視点

　新聞記事や報道記事などから本件の問題点を整理してみます。
①看護師は一連の処理が未経験で，処置方法を知らなかった。
②初めてということを他の看護師に知られたくなく，相談もできなかった。
③インスリン専用注射器でなく，一般の注射器を使用した。
④2人で行う投与前の確認を怠っていた。
⑤定時（午前6時）の血糖値測定をせず，カルテに虚偽の記載をした。
⑥装着していた心電図モニタのアラームが故障して鳴らなかった。

　看護師は20代であり，経験が乏しいことは恥ずべきことではないのに，「初めてであることを知られたくない」という思いで「一人でできる」と過信した背景に何があるのかを分析する必要があると思います。単に，看護師個人のみの問題なのでしょうか。ものが言いにくいなどの職場風土上の問題はなかったのでしょうか。現在の医療現場では，たとえベテランでも新しい処置や薬剤，機器など，初めて体験することは多いはずです。ましてや20代であれば，初めての体験であることを恥じる必要はありません。

　結果として，本事例では指示量の10倍投与となりました。インスリンの投与指示は微量なので，インスリン専用注射器を使わなければ過量になりやすくなります。④のダブルチェックをしていれば，今回のミスは予防し得たと考えられますが，その約束事は守られませんでした。その日の夜勤の同僚に「経験が初めてということを知られたくなかった」とのことですが，だからといって安全行動の基本であるダブルチェックをしなくてよいという理由にはなりません。さらに，⑤の虚偽記載は過失ではなく，故意に行われています。看護記録は「したこと」を記載するのが原則です。していないことを記載する，ましてや測定値を適当に記載するなど断じてしてはいけません。その数値が意味するものを考えれば，どれだけ患者のリスクとなるか計り知れません。⑥は日頃の機器のメンテナンスに問題があります。故障していたのを誰も気づかなかったのか，あるいは気づいても問題視しないで放置していたのかは不明ですが，チーム全体としてまたは組織としての問題になるかもしれません。

> **教訓** 経験がないことを一人でしない，させない！
> - 看護記録は「したこと」を記載する。
> - 機器のメンテナンスも忘れずに。他職種と協力することも必要。

CASE3
医師からの指示が伝わらずインスリンを過剰投与，患者死亡も「関係不明」と発表。
（2015年9月30日，新聞報道）

　国公立系病院にて短時間に必要量以上のインスリンを投与したため，低血糖状態となり意識障害に陥った60代の男性患者が，8日後に死亡した。事故原因として「医師からの指示が正確に看護師に伝わらなかった」と過失を認めた。患者は糖尿病歴のある末期の上顎洞がんであったことから，死亡と過失との因果関係は「明らかではない」とされた。

看護の視点

　本事例では，医師が電子カルテ上で行った「血糖値を1日3回測定してインスリンを投与，投与30分後に血糖値を測定」という指示に対し，20代と40代の2人の看護師が「再測定で血糖値がなお高かった場合は，さらに投与が必要」と誤解して，午前10時頃〜午後1時半頃に計6回インスリンを投与しました。投与されたインスリンのタイプは効果発生までに30分〜1時間必要なものであったと記載されていますが，3時間20分の間に6回も投与するなどあり得ません。インスリンの効果や副作用および投与後の測定の意味が理解されていないと同時に，測定値のアセスメントや医師への報告もなされていないように思えます。同院報告では，投与後患者は低血糖状態となり意識が消失し，その後肺炎を併発して死亡していますが，過失と患者の死亡との間の因果関係は明らかではないとされています[2]。がんの治療中で免疫力も低下している60代

の患者に与えた身体的負荷の影響は大きく，肺炎併発の引き金になった可能性は否定できません。

> **教訓** インスリンの効果・副作用，通常の投与方法は理解できている？
>
> ○ その薬剤を投与する意味をきちんと理解しよう。
>   そうすれば適切なアセスメント，医師への報告ができる。
>
> ○ インスリン過剰投与から起こる低血糖は
>   身体への影響が大きい。他の疾患があればなおさら。

CASE4

注射器を間違えてインスリン10倍投与。

（福山正紀：誤処方・誤投薬（2）―注射剤を中心に，治療，Vol.90，No.1，P.184～190，2008.）

　通院中の患者にインスリン剤であるヒューマリンR 6 単位（0.06mL）投与の指示を受けた看護師が，インスリン投与用の注射器（0.1mL）とインフルエンザワクチン用注射器（1mL）を間違えて，インスリンを60単位（0.6mL）投与。投与後に廃棄された注射器を見た他の看護師が誤投与に気づき，報告を受けた医師より患者・家族へ説明し，入院を勧めたが，入院は拒否された。そのため，外来でブドウ糖輸液を実施し，食事摂取などで血糖値をはじめとした自他覚症状は収まった。6 時間後患者が帰宅を強く希望したため，危険がまだ残っていることを説明し，ブドウ糖を渡し，血糖自己測定法を確認し帰宅させた。1 時間後，冷汗・手の震えが生じたと連絡あり，観察入院となった。持続点滴により症状は消失，翌朝退院した。

看護の視点

　CASE 2 と同様に**インスリン専用注射器を使用しなかった**ため，10倍量の投与となってしまいました。本事例は，インスリン過剰投与の経過観察として少なくとも8時間の経過観察を要しましたが，患者・家族の希望で6時間後に帰宅しています。外来患者を6時間も拘束したこともあり，患者の帰宅要望を拒否できませんでした。福山[3)]は，誤投与後の処置は概ね迅速に行われているが，帰宅後の低血糖への対処法の説明が十分でなかった可能性を指摘しています。患者・家族は説明を理解できていましたが，自宅での対処に行動が伴わなかったと思われます。糖尿病患者は低血糖の症状や対処に関して日頃から指導を受けていると思われますが，低血糖症状の発症は初めてか，もしくは予想以上であり対処困難となった可能性はあるでしょう。本事例では病院は過失を認め，患者・家族に対して謝罪や説明を行い，賠償金を支払うことで自主解決しています。

　当該病院では，**インスリン専用注射器はインスリンと共にセットしてあり，他の注射器とは別にしてありましたが，看護師は理解していませんでした。**このような約束事や手順・マニュアルなどに関して，関係者への周知の仕方を再検討しなければなりません。

教訓　インスリンは必ず専用の注射器を使用する！

- インスリンのバイアル製剤の近くに専用の注射器を置く。
- インスリンの単位と容量を正しく理解する。
- インスリンは患者が自己注射することもある。患者・家族へ正しい知識を説明するだけではなく指導をしよう。

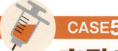

CASE5
麻酔薬と間違えて，通常の数十倍のインスリン投与。
（2016年2月22日，西日本新聞）

　皮膚科受診の30代女性に，局所麻酔薬と間違ってインスリン1mLを注射したが，数分たっても麻酔の効果が出ないので再び同量を注射した。それでも効果がなかったので，医師は容器を確認して誤投与に気づいた。患者は強い寒気に襲われ座っていられなくなり，大学病院に救急搬送，6日間入院した。

看護の視点

　病院によると，①局所麻酔剤の専用冷蔵庫に使いかけのインスリンを保管していた，②看護師が麻酔薬と思い込んで取り出した，③医師は看護師が手に持った容器から薬品を注射器に吸い入れた際，互いに薬品名を確認する基本動作を怠った，などミスが重なったとのことでした。その後，「ずさん管理常態化（2016年2月23日，西日本新聞）」という報道がなされ，看護師の聞き取り調査をしたところ，薬品投与時に医師と共に確認する基本動作を日常的に怠っていたと回答した者が15％いました。また，本来は薬剤科で保管すべきインスリンが，局所麻酔剤などを入れている外来の冷蔵庫に保管されていました。これらのことが誤投与の原因と説明され，再発防止に取り組んでいくとしています。

　患者の生命に直結する危険な薬品の保管の問題や，ダブルチェックの基本動作を日常的に怠っていたことは問題となります。本事例では，糖尿病ではない患者が糖尿病患者に通常投与する10〜50倍の量を投与されました。看護師の安易なミスが本当に命にかかわる事故に発展するのです。

教訓　薬剤の危険性を理解し，適切な保管・管理を！

- ずさんな薬剤管理は事故の元。
- 与薬の時は必ず薬品名をダブルチェックで確認。

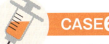

CASE 6

不必要なインスリン製剤を7日間3回にわたって投与。

（平成27年12月15日，東京地裁，傷害被告事件，看護師：懲役2年6カ月）

　大腿骨頸部骨折の手術目的でHCU病棟入院中の患者（91歳，女性）に対し，治療上不必要なインスリン製剤を投与（平成26年4月3日，6日，9日）し，低血糖発作の傷害を負わせた。また血糖値測定において，測定値とは異なる値および測定せず虚偽の値を記載し，医師の指示であるブドウ糖注射を未実施なのにカルテに投与と記載していた。

CASE 7

低血糖状態になった患者から高インスリン値検出。誰が投与したかは不明。

（高インスリン値検出事案検証委員会報告書[4]，2014年12月30日 朝日新聞）

　難治性側頭葉てんかん手術後の後遺症で入院中の患者（45歳，女性）が，平成23年6月23日未明に容態が悪化し，診察の結果，低血糖の状態であることが判明。その後の検査により，患者の血液から高いインスリン値が検出された。患者はインスリン投与を必要とする状態ではなく，医療上の必要性とは無関係にインスリンが外部から投与されたことが疑われた。

　内因性や過失の可能性は低いことから事件性が疑われ，6月22日23時頃～6月23日5時頃に通常の量をはるかに超える100単位以上のインスリンが投与されたと推定。インスリンは病院保管のものか外部から持ち込まれたものか，また誰が投与したのかは警察の捜査や病院の内部調査の結果でも判明しなかった。

CASE 8
治療上不必要なインスリンを投与。隠蔽のため虚偽データ入力。
（平成22年10月29日，京都地裁，傷害罪，看護師：懲役1年6カ月）

　入院中の患者（94歳）に対して，平成21年11月14日より3日間，通常使用量の6～250倍程度のインスリン製剤を連続的に投与し，共に低血糖発作の障害を負わせた。また，犯行を隠蔽するため11月14～16日頃に4回にわたり病棟の端末出入力装置を操作し，虚偽のデータを入力して患者の血糖値が正常であるように装った。

看護の視点

　医療機関に受診する患者の多くは，たとえどのような状況にあろうとも「無防備な弱者」の立場にあります。だからこそ，ケアの提供者である**看護職は患者の擁護者であり，代弁者でなければなりません。**日本看護協会が公表している『看護者の倫理綱領』には，「第6条 看護者は，対象となる人々への看護が阻害されているときや危険にさらされているときは，人々を保護し安全を確保する」とあり，**自分の行為だけでなく他の医療従事者の危険な行為や療養環境の危険からも患者を守ることが求められている**ことを意味しています。

　にもかかわらず，治療に不必要なインスリンの投与が故意になされたと判断されたり疑われたりした事例がありました。なぜ，そのような結果に至ったのかについては情報不足で，安易に論評はできませんが，過失の場合と同様に，薬品の管理，病院の体制，医療従事者としての倫理観などの問題があることも考えられます。看護師としての行動だけでなく，組織として安全やリスク回避の体制を振り返る参考としていただきたいと思います。倫理綱領でもうたわれているように，自分の安全行為のみでなく他者の不安全行為を監視することで患者の安全が強化できるのです。

　CASE 6は，あってはならない行為であり，故意に不作為務違反（してはいけないことをする）をしたのです。この期間に当該病棟でインスリンバイアルの紛失が判明したこと，患者はインスリン投与を必要とする病態ではなかった

にもかかわらず，患者の血液から異常に高いインスリン値が検出されたことからも，内部の医療従事者（看護師）の犯行機会の有無が検討され，被告看護師の犯行可能性が指摘されました。日夜業務に尽力している看護師にとっては，自分たちが疑われることは精神的負荷が高かったと推測されますが，非常に残念な結果となってしまいました。

　病院でも「特別調査委員会」が設置され，報告書が公表されました[5]。再発防止対策として，①インスリンの管理（薬剤科での記録の徹底，病棟での管理の徹底，使用期限が過ぎたバイアルの管理方法の徹底），②医療安全管理指針の改訂，③医療安全講習会の開催，④医療倫理教育講習会，⑤看護体制のPSPの強化などが掲げられています。

　CASE 7では，患者は意識障害となり，現在も意思疎通ができない状態です。朝日新聞の記事では，12月27日付で都が損害賠償金2,000万円を支払うことで和解が成立しています。医療上の必要性とは無関係にインスリンが投与された可能性が高いと結論づけられ，CASE 6と同様に「してはならないことをしてしまった」ことになりますが，誰が投与したのかやインスリンの出所は不明のままです。新聞記事によると，患者の夫は「自分たちのようなつらい思いをしないように，全国の病院でインスリンの管理を見直してほしい」と訴えています。

　当該病院の報告書には再発防止対策として，①インスリンの管理（薬剤から病棟に払い出すまでの保管管理，病棟における保管管理，廃棄までの管理），②警備の強化，③医療事故予防マニュアルの改訂などが挙げられています[4]。

　CASE 8は，「①本件は過失ではなく故意の事件，②看護師が治療上不必要なインスリン製剤を3回にわたって投与し低血糖発作の傷害を負わせた（3件の傷害），③その犯行の発覚を防ぐために4回にわたって電子カルテに虚偽の血糖値を入力した。入院患者の看護等に対するストレスから，患者に不必要なインスリンを投与してストレスを発散しようと考えた。電子カルテに対する信用が損なわれ，患者の低血糖に対する処置が遅れ身体が危険にさらされた」ということが裁判所で認定されました。電子カルテに虚偽のデータを入力したことと併せて，「故意の事件」と判断されたことは重要です。

　事件の背景として，入院患者の看護などに対するストレスから患者やその家族への苛立ちを募らせ，患者に治療上不必要な医薬品を投与してその容態を悪

化させることにより，これを発散しようと考えたと説明されています。看護師は24歳でした。また，3回のうち2回は，家族や同僚看護師が付近にいる場面で投与されています。稲葉[6]は「入院患者の看護等に対するストレス」とはどのようなものであったのか，なぜ不法な行為で発散させようとしたのか，なぜ同僚は気づかなかったのかなどの疑問を呈し，==ストレスの大きな医療現場で，そのストレスを無防備な弱者たる患者に対して発散させるのではなく，医療関係者はどのように対処していくか検討してほしい==と述べています。厚生労働省も労働者のメンタルヘルスの問題に関心を示し，事業場における心の健康づくりの4つのケア[7]を推奨していますが，現場では実践が行き届いていないのかもしれません。

これらの事例では，チーム内の看護職は被告看護師の危険な行為を回避する注意義務があったのですが，どうして誰も気づかなかったのか疑問が残ります。また，「故意」で患者に傷害を負わせることのないように，ストレス・マネジメントのセルフケアとラインケアを周知する必要があります。

> **教訓 医療従事者としての倫理観を振り返ろう。**
>
> ○ 看護者は，患者の安全を確保する義務がある。
>   自分の行動だけでなく，他の医療従事者の危険な行動や療養環境の危険にも目を光らせる。
>
> ○ 医療現場はストレスが多い。
>   上手にストレスを発散し，
>   ストレスの矛先を患者に向けない。

インスリン療法とそこに潜むリスク

インスリンは，主として糖尿病の治療薬として使用し，多くは皮下注射として投与され，一般的にはペン型注入器を使用します。また，日本病院薬剤師会による『ハイリスク薬に関する業務ガイドライン（Ver2.2）』[8]においては，ハイリスク薬である糖尿病用剤に該当し，『「医薬品の安全使用のための業務手

順書」作成マニュアル』[9]においても,「特に安全管理が必要な医薬品(要注意薬)」とされています。他にもインスリンには,効果のあらわれるタイミングと持続時間によってタイプ別にたくさんの種類がある,患者が自己注射することもあるといった他の薬剤にはない特徴がありますので,特に注意が必要な薬剤と言えます。

医薬品医療機器総合機構は,問題となる事故が発生した場合は適時医療安全情報を公表し,注意喚起を行っています。インスリン関連では,インスリンの注射器を取り扱う時の注意として,「No.23(2011年4月:インスリン0.1mLを輸液に混注するよう指示されていたが,0.1mLを1単位と思い込み実施し,患者が高血糖となった)」[10]「No.37改訂版(2016年9月:一度に複数の患者のインスリン注入器を準備していたところ,誤って他の患者のキャップを取り付けてしまうなど)」[11]が公表されています。

日本医療機能評価機構の医療事故情報収集等事業におけるインスリンに関する医療安全情報では,「No.1 インスリン含量の誤認(2006年12月)」[12]「No.6 インスリン単位の誤解(2007年5月)」[13]「No.66 インスリン含量の誤認(第2報)(2012年5月)」[14]「No.96 インスリン注入器の取り違え(2014年11月)」[15]「No.126 輸液中の四肢から採血(輸液中の四肢で採血したため検査値に影響があり,過剰なインスリン療法が行われた)(2017年5月)」[16]「No.131 インスリン単位の誤解(第2報)(2017年10月)」[17]が報告され,注意喚起が行われています。同機構の第44回報告書[18]によると,2010年1月〜2015年12月の5年間のインスリンに関する事故は121件であり,その内容は薬剤量間違い(過剰)35件(28.9%),薬剤間違い21件(17.4%)が多く,発生段階は注射の実施が36件(29.7%)と最多となっています。ヒヤリ・ハット事例は1,110件であり,その内容は無投与が457件(41.2%),発生段階別では指示受け時が513件(46.2%)となっています。事故事例の内容を概観すると,口頭指示やインスリンを初めて経験する医師など,危険性の予測可能な背景があります。また,過剰投与の事例では「量が多い」ことを看護師間で共有していても医師に確認しないケースもありました。指示受けの段階で誤りに気づけば確認ができ事故は防げるはずですが,確認できなければ事故は回避できません。

インスリンに関する事故の特徴

　CASE 1～5では，規定のルール違反が日常的に起こっていることを示しています。ダブルチェックは昔からなされていましたし，1999年の医療安全元年以降は強化されているはずであるのに，なぜ現場では遵守されないのでしょうか。また，インスリンは投与量としては微量です。そのためにインスリン専用注射器があるのですから，絶対に使用してほしいと思います。

　CASE 2では，血糖値を測定しないで虚偽の値を記入していますが，この部分に関しては過失ではなく故意に該当します。当事者はインスリンを直接投与する場合と異なり，患者に害を及ぼすつもりはないのかもしれませんが，虚偽の数値は結果として適正な治療を受けられないばかりか有害な処置をされてしまうというリスクを与えかねないことを再認識しなくてはなりません。

先輩看護師としての教育・指導のポイント

　報告書や判例の事例から考えられるインスリン使用上のポイントとして，以下を検討してみました。

（1）インスリンの過剰投与が問題となります。インスリンに関して，次のことを確認することが重要です。

①インスリンは100単位/mLに濃度が統一されている
②1バイアル1,000単位（10mL）

　そのため，インスリン単位換算は1単位＝0.01mL，10単位＝0.1mL，100単位＝1mLです。ベテランは熟知していても新人はそうではありません。指示単位が何mLに相当するかを必ず確認してください。

（2）インスリンの投与量は微量であるため，必ず専用注射器を使用します。

　インスリン専用注射器には必ず「単位」または「UNITS」の表示がありますが，ツベルクリン用の注射器や一般の汎用注射器では「単位」や「UNITS」の表示はありません。インスリン注射器と他の注射器を取り違えないようにします。

（3）容量（単位とmL）と種類の確認のためのダブルチェックを厳守します。

　インスリン注入器の準備（カートリッジのセットを含む）は，患者ごとに確認しながら **1患者1トレー** で行います。**患者識別シールはキャップではなく注入器本体** に付けましょう。

（4）インスリン持続点滴中の血糖値の管理および患者・家族指導を丁寧にしてください。

　インスリン持続点滴は血糖値測定とセットでの指示を受けてください。**血糖値測定の指示がない場合は，看護師側からその必要性を申し出る** ように指導します。そして確実に測定し，結果報告を行うことが大切です。患者・家族へは，緊急時のセルフケアができるように指導することが重要となります。

（5）患者安全を職務ととらえる倫理教育を徹底します。

　患者の安全はチームの全員で守るという文化を醸成します。チームの信頼を基にした関係性づくりで，安心して相談できるようにすることが重要です。

引用・参考文献
1）飯田英男：刑事医療過誤Ⅱ（増強版），判例タイムズ社，2007．
2）静岡がんセンターホームページ：プレスリリース 医療事故の公表とその対応について，2015年9月29日．
https://www.scchr.jp/press/医療事故の公表とその対応について.html（2017年11月閲覧）
3）福山正紀：⑨誤処方・誤投薬（2）―注射剤を中心に，治療，Vol.90，No.1，P.184～190，2008．
4）都立神経病院高インスリン値検出事案検証委員会：都立神経病院高インスリン値検出事案検証委員会報告書，平成26年6月．
5）玉川病院インスリン関連事案特別調査委員会：玉川病院インスリン関連事案特別調査委員会報告書，平成27年1月．
6）稲葉一人：実践的判例よみこなし術 インスリン投与事件から考える広義のリスクマネジメント，Nursing BUSINESS，Vol.5，No.6，P.70～72，2011．
7）厚生労働省：職場における心の健康づくり～労働者の心の健康の保持増進のための指針
http://www.mhlw.go.jp/file/06-Seisakujouhou-11300000-Roudoukijunkyokuanzeneiseibu/0000153859.pdf（2017年11月閲覧）
8）日本病院薬剤師会：ハイリスク薬に関する業務ガイドライン（Ver2.2），平成28年6月4日．
9）「医薬品の安全使用のための業務手順書」作成マニュアル，平成18年度厚生労働科学研究「医薬品の安全管理体制の確立に関する研究」主任研究者北澤式文，平成19年3月．
10）医薬品医療機器総合機構：PMDA医療安全情報No.23 インスリン注射器の取扱い時の注意について，2011年4月．

11）医薬品医療機器総合機構：PMDA医療安全情報No.37 改訂版インスリン注入器の取扱い時の注意について，2016年9月.
12）日本医療機能評価機構：医療安全情報No.1 インスリン含量の誤認，2006年12月.
13）日本医療機能評価機構：医療安全情報No.6 インスリン単位の誤解，2007年5月.
14）日本医療機能評価機構：医療安全情報No.66 インスリン含量の誤認（第2報），2012年5月.
15）日本医療機能評価機構：医療安全情報No.96 インスリン注入器の取り違え，2014年11月.
16）日本医療機能評価機構：医療安全情報No.126 輸液中の四肢からの採血，2017年5月.
17）日本医療機能評価機構：医療安全情報No.131 インスリン単位の誤解（第2報），2017年10月.
18）日本医療機能評価機構：医療事故情報収集等事業第44回報告書（2015年1月〜12月），2015.
19）LEX/DBインターネットTKC法律情報データベース

転倒・転落のケース

　異型輸血やKCLに関する事故は診療の補助業務の実施過程で発生するため，医療者である処置提供者側の注意義務違反（過失）の存在が問われ，患者は単に受け手としての立場にあります。よって処置提供者である看護師等の注意義務を履行する安全行動（ルール遵守）でこれらの事故は防止できます。

　一方，転倒・転落事故は看護師の主体的業務である療養上の世話の範疇で発生します。患者自身の不安全行動が事故に直結することが多いため，看護師等が作為義務（しなければならないことをする）を履行しても防止し得ない，あるいは予測できない事故が発生することも多いのです。ゆえに患者自身に安全行動をとっていただかなくてはなりません。

　そのため，患者への説明や指導が重要であり，看護師には結果予見（先を読む能力：アセスメント）と共に，予見した危険な結果を回避するために立案した対策（看護計画）の確実な実施が求められます。

CASE1
授乳の際に乳児を落下させ，急性硬膜外血腫等を受傷させた。
（平成13年12月28日，大田原簡略：業務上過失傷害，罰金：看護師30万円）

　新生児授乳室において，看護師がいすに座って生後4日目の乳児を，組んだ足の大腿部付近に乗せ，左腕だけで抱きかかえて授乳する際，保育器上の哺乳瓶が落下しそうになったため，右手を伸ばして哺乳瓶をつかもうとして乳児を床に落下させた。乳児はそばにあったプラスチック製のゴミ箱に頭をぶつけ，加療3週間を要する急性硬膜外血腫等の傷害を負った。

 司法の見解

　乳児への授乳に際しては，落下させることなどないように確実に抱きかかえ，事故の発生を防止すべき業務上の注意義務があるのにこれを怠った。その結果，哺乳瓶に気をとられ，同児を確実に左手で抱きかかえることなく急激に前かがみになって哺乳瓶をつかむ動作を行った過失により，児に傷害を負わせた。

 看護の視点

　生後4日の乳児の授乳に際して，看護師はいすに座るなどの安定した姿勢で，乳児を確実に抱きかかえることが重要であり，授乳中は乳児に関心を集中して安全を確保することは当然のことと考えます。まず，乳児を抱きかかえる前に授乳の準備を終了しておくことが大切です。

　本事例は，哺乳瓶を保育器の上に置いたため哺乳瓶が不安定になったことに起因していますが，基本的に哺乳瓶は保育器の上に置いてもよいものでしょうか。看護師の準備不足を伴う初歩的な不安全行動が，乳児に傷害を与えてしまいました。

> **教訓** ケアの準備は万端？
> ケアの前から安全行動は始まっている。
> ○ 乳児のケアの注意点を把握する。
> ○ ケアに集中できるよう，確実に準備を行う。
> ○ ケアしやすい環境を整えることも大事。
>   医療機器の上に物を載せるのは厳禁！

 CASE 2

寝たきり患者のシーツ交換を一人でしようとして患者が転落。急性硬膜下血腫等受傷。

（平成18年10月12日，札幌簡略：業務上過失傷害，罰金：看護師20万円）

　脊髄小脳変性症のため，寝たきり状態にある入院患者（57歳）のベッドシーツの交換を看護師が単独で行った際に，転落防止柵を取り外したまま患者の腰背部を押して左側に傾斜させてシーツを強く引き寄せ，患者をベッド左側から床に転落させた。患者は加療28日間を要する頭部外傷，急性硬膜下血腫等の傷害を負った。

司法の見解

　通常は2人で行うシーツ交換を，他の患者の看護業務が遅延していたため，単独で行ったという経緯だが，単独で行う場合には**ベッドの転落防止柵の脱着，患者の体勢に配慮するなど看護手順に従って処置するという基本的注意義務を怠った**ものであり，その責任は免れないであろう。

看護の視点

　寝たきり状態の患者のシーツ交換は，基本的に単独で行ってはなりません。裁判所の指摘には，単独での実施の場合は注意義務を持って手順どおりに行う

とありますが，たとえベテラン看護師でも単独での実施は推奨できません。寝たきり患者は体位変換によって何らかのリスクも生じますし，単独ではシーツ交換に時間を要しますので患者の苦痛も増加します。本事例の脊髄小脳変性症は，運動失調を主とする原因不明の神経変性疾患であり，病態のレベルは不明ですが，左側臥位の保持は支えがなければ困難であろうことは推測でき，自らの意思での転落は考えられないこと，ベッド柵があれば転落は防止できたことは明白であることなどから，**防止柵なしで患者の身体を傾斜させれば転落の危険がある**，ということは**予測可能**であったと思います。

教訓 「一人でできそう」。その思考は危険！

- 寝たきり状態の患者のシーツ交換は必ず2人で行う。
- シーツが交換できればよいの？
  体位変換のリスク，時間がかかることによる苦痛…，患者の立場で想像しよう。

CASE 3
車いすへの移乗の際に転倒。入所者死亡。
（平成17年11月10日，横浜簡略：業務上過失致死，罰金：介護職30万円）

介護老人保健施設に勤務する介護職が，自力歩行のできない寝たきりの入所高齢者（88歳）を抱きかかえて立ち上がらせ，車いすに移乗させようとして転倒させ，頭部を床面に強打させ硬膜下血腫により死亡させた。

司法の見解

移乗させようとした入所者は，自力歩行ができない寝たきりの高齢者で，体格も被告人（介護職）より大きかったのであるから，他の介護員の援助を求め，あるいは上記入所者の身体を確実に保持しつつ徐々に姿勢を変更して移動させ

るなどして転倒を防止すべき業務上の注意義務があるのにこれを怠り，**他の介護員の援助を求めることもなく**，入所者の身体を確実に保持しないまま，自己の左足を軸にして体を反転させ，入所者を車いすに向けて移動させた過失により，同人を後方によろけさせて転倒させ頭部を床面に強打させ，硬膜下血腫により死亡させた。

看護の視点

　介護職の事例ですが，看護師にも通じるものがあると考え紹介します。本事例における裁判所の指摘は3つです。

　1つ目は**他の応援を求める**ことです。体格の大きな寝たきりの入所高齢者を単独で車いすに移乗させるのはかなりの熟練を要しますから，できれば2人で行うことを推奨します。

　2つ目は**立位にさせた時の身体保持**です。これは入所者の身体保持に加えて，介護者自身の安定体位も含まれると思います。

　3つ目は**反転の仕方**です。介護者は自分の腰を安定させ，まず入所者を確実に立位にさせ，次に介護者の方に寄りかからせるようにして，介護者の片足を軸にして反転し，入所者の腰を支えながら，ゆっくりと車いすに腰を下ろさせるようにします。

　これはかなり入所者の身体に密着した介助の仕方になりますが，安全性の保持と共に入所者の安心につながります。しかし，自分より体格の大きな患者・利用者への単独対応は相当の熟練を要しますから，看護師の場合でも自分と患者双方の安全を考慮するならば単独での対応はかなり無理があるように思われます。

教訓　応援を求め，リスクを減らす！

- 移乗，移動の際は転倒・転落のリスク大。
- 患者の安全，自分の安全を考慮して介助を行う。無理な介助は厳禁。

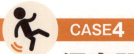

CASE4
保育器の開放された手入窓から乳児が落下，死亡。

（平成12年12月27日，佐賀簡略：業務上過失致死，罰金：看護師50万円，業務停止１カ月）

　未熟児室の担当看護師が光線治療中の乳児（生後６日）の保育器内の温度が高いため，他の看護師に指示して保育器の手入窓を開放させた際，乳児が手入窓から落下して，外傷性くも膜下出血などにより死亡。

司法の見解

　児はその身体の運動によって**保育器内を移動し，開放された手入窓から落下する危険がある**ことに留意し，自らやあるいは他の看護師に依頼して児の状態を常時監視するなどして，児の落下を未然に防止すべき業務上の注意義務があるのにこれを怠り，午前６時頃から６時30分頃の間，同児の状態を監視しなかった過失がある。

看護の視点

　本事例は保育器内の温度が高かったため，午前５時頃，他の看護師に指示して保育器の手入窓を開放させましたが，その後６時からの30分間の監視を怠ったことが過失とされました。裁判所も指摘していますが，**乳児の転落事故は一瞬目を離した隙に発生する**ことが多いです。乳児にはリスク認知はありませんし，身体の活発性から考えても危険性が大きいのです。今回は保育器内にいることで，安心して監視を怠ったことが過失としてとらえられたものです。

　乳幼児は，不安全行動を起こし自らで危機回避をすることは困難なことを看護師はよく分かっていますが，ベッド柵や抑制などの安全対策をしたことで安心してしまう傾向もあります。古い事例ですが，１歳６カ月児がベッドから転落した際，抑制帯の胸当てがずり上がって頸部を締め付けて窒息死しました（昭和49年６月24日，東京地裁：業務上過失致死）。この事例は，①胸当てが緩んでいたことや背部側の紐が２本欠落していたこと，②看護師がベッド柵を

下ろしたままその場を離れたことなどの過失が存在していましたが，それらの過失と結果（同児の死）との間に因果関係があるとの証明がないので，看護師は無罪となっています。本児はウイルス感染症によるライ症候群の臨床像を示していたことから，看護師の過失と児の死因との因果関係を欠くとされましたが，胸当ての不備がなくベッド柵を下げていなかったとしたら結果がどうなっていたでしょうか。看護師の注意義務の怠りは避けなければなりません。

> **教訓** ベッド柵，抑制，保育器…
> 安全対策があっても，
> 乳幼児の危険はゼロではない！
>
> ○ 乳児からは目を離さない。一瞬の隙に事故が起こる。
>
> ○ ベッド柵などの安全対策をするのは当然。
>   それでもリスクがあることを意識する。

CASE 5
患者が昼食時ベッドから転落し骨折。
（平成27年1月27日，東京地裁：損害賠償請求，看護師の過失容認）

　平成21年7月23日，患者は症候性てんかんによるけいれん重積発作のため緊急搬送され処置終了後入院した。患者は「転倒・転落」のアセスメントの結果，高リスク患者への対策を実施するとされた。29日ギャッジベッドでの半座位での昼食時，介助していた看護師がICUの電話対応のためそばを離れた間にベッドから転落し，検査の結果，左脛骨遠位部骨折が認められた。

司法の見解

　本事例はアセスメントシートで評価し，「高リスク患者への対応」を実施することになっていた。日頃の看護記録からも，患者に不穏状態があったことから危険性の予見は可能であったこと，看護師が患者の個室を離れる際，ベッド

の高さにかかわらず，**患者が体動することによりベッドから転落する具体的な危険があった**と言え，事故防止計画表に挙げられていた「処置など終了時ベッド柵を元の位置に戻していることを必ず確認する」ことを実施しなかった注意義務の怠りがある。

看護の視点

　本事例の病院の安全管理体制は充実しており，「転倒・転落アセスメント」シートで評価し，事故防止対策の計画が具体的な事例・場面での対応が立案されていました。裁判所は施設の体制については容認し，せっかく評価し立案した事故対応策に記載されていることを実施しなかった看護師の過失を認め，被告病院の使用者責任が認められる一方，看護部長は直接看護する立場になく過失は認められないとされました。本事例の看護記録には，患者の状況や提供された看護が具体的に記載されていました。事故対策の計画も具体的な例が挙げられています。本事例は2009年に発生しており，1999年の医療安全元年以降の医療安全が強化されている時期の事例です。**かなり具体的な防止計画が立案されていたのに，遵守できなかった**ことになります。実施可能で具体的な計画を立案するのは当然ですが，チーム全員が確実に実施できるような何らかの対策が必要なのかもしれません。

　ベッド柵などを下ろしたまま患者のそばを離れることは，危険性が大きいことはよく分かっています。他の事例を紹介しましょう。
① 付き添いの家族に託して術後患者の処置後にベッド柵を上げなかったため，患者がベッドから転落（昭和42年10月6日，福岡地裁）。
② 入浴準備を看護師が行っている間に介護職が患者をストレッチャーから入浴用ストレッチャーに移乗させようとして，ストレッチャーの右側のサイドレールを下ろしたままその場を離れたため患者が転落し死亡（平成22年10月27日，大津簡略，業務上過失致死，介護職：罰金30万円）。

　介護士はサイドレールを下ろしたままバスタオルなどを脱衣かごに入れるため，漫然とその場を離れた過失が問われました。直接的行為者は介護職ですが，そばで2人の看護師が入浴準備をしていました。事故は一瞬の隙に発生しました。**「少しの間だから大丈夫」は絶対にない**のです。

> **教訓**
> アセスメントシートで評価→OK
> 事故防止策の計画→OK
> それでも事故・エラーは起こる!
> - 計画と同時に計画どおりに実施するための対策を立てよう!
> - ベッド柵忘れはリスク大!
>   「少しの間だから大丈夫」は絶対にない。

CASE 6

術後の入院患者がトイレ内で転倒,頸椎損傷にて四肢完全麻痺。

（平成15年3月26日, 名古屋地裁：病院側の術後管理過失, 医師, 看護師の結果予見・回避の注意義務）

　平成8年7月5日, 急性腹症で緊急開腹手術を受けた患者（25歳, 女性）から術後3日目より排便時に出血が見られ黒色便であったとの訴えがあった。5日目は食事を全量摂取, 排便時血液の混入はなかったと言った。7日目に担当医に血便の訴えがあったので大腸内視鏡検査が予定された。8日目午前6時頃に多量の血便があり心配で眠れなかったと訴えがあった。午前7時30分, 他の患者からの通報で駆けつけた看護師が, トイレで上向きに倒れている患者を発見。患者は呼びかけに反応したが, 午後から行ったX線とMRIで頸椎脱臼・頸髄損傷が明らかとなった。患者・家族は転院を希望した。患者は四肢完全麻痺が残り, 排尿および排便が自力で困難となり, 常時介護を要する状態となった。

司法の見解

　患者の血便の状況から貧血が起こり失神を起こす可能性は十分あり, **医師・看護師も排便時の転倒は予見できた**と言うべき。患者の状況に応じて患者に注意を促し, 看護師がトイレまで付き添ったり, ベッド上で排便させるなどをす

る必要（これは下血に起因する転倒の予防法としての医療の水準）があるのにこれを怠った。医師は看護師に対して，上記の指示をするべき注意義務を怠った。

看護の視点

　本事例の患者は「急性虫垂炎，憩室炎または付属炎」の診断のもとに虫垂切除，腹腔ドレナージ術を受けました。術後1日目の血液検査で正常値下限を認め，術後3日目より血便があり，事故発生まで断続的に持続していたようです。判決文からは看護師が患者の訴えをどのように確認していたのかは不明ですが，患者の訴え（主観的情報）の信憑性については確認や観察・測定などの客観的情報が必要であり，それらの情報を総合してアセスメントする必要があります。事故日の早朝患者が「血便が多量で心配で眠れなかった」と訴えていますが，その1時間半後にトイレで発見されました。裁判所の指摘のように，**血便の持続で患者が貧血状態にあることやその状態での歩行は転倒の危険が高いことは予測できます。**　さらに，歩行で出血を助長する可能性もあります。虫垂炎という診断名や患者が25歳と若かったことなどが，結果予見や回避を安易に考える傾向になったのかもしれませんが，手術を受けた患者の術後の出血は危険な術後合併症であることを再確認しましょう。

> **教訓　患者の訴えを軽視しない。**
> **客観的情報を集めアセスメントする！**
>
> ○患者の訴えは，観察・測定により客観的に確認し，アセスメントする。
>
> ○術後合併症のリスクを理解する。
> 転倒・転落事故は高齢者だけに起こるのではない。

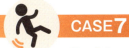

CASE 7

高齢の入院患者が窓から地上に転落, 死亡。

(平成7年3月28日, 高知地裁：損害賠償請求, 病院工作物の設備・保存の瑕疵)

　平成元年8月10日, 患者 (71歳, 男性) は原因不明の下半身麻痺で入院した。排尿は導尿, 排便はおむつ使用, 上半身は異常なく意識も明瞭。8月31日午前5時20分頃, 患者は病院 (6人部屋) の窓から地面に落下し, 頭蓋骨骨折などにより死亡。

司法の見解

　飛び降り自殺か事故かについてであるが, 患者は尿意に苦しみ悶々とした夜間を過ごし, ベッド上で何らかの動作をした際に体勢を崩して窓の外に飛び出した。闘病意欲があったことから自殺の可能性は否定される。患者のベッドの位置が適切でなく柵や窓に格子や手すりもなかったことから, **病室が通常備えるべき安全性を欠いていた**というべきであり, 病院の工作物の設備・保存の瑕疵 (不備・不足) がある。

看護の視点

　本事例はまず飛び降り自殺か事故かが争われましたが, 本事例のような状態にある患者に対する**病院の安全配慮義務に過失**が問われ, 患者の行動 (患者が窓を開けた) との過失相殺は否定されています。次に, 患者のベッドは高低差のあまりない窓の下に接して配置し, ベッドにも窓にも手すり (柵) を設置していなかったことが安全性を欠いたとして**病院の工作物の設備・保存の瑕疵が過失**とされました。

　不法行為責任は予見可能性の有無と回避義務が問題となりますが, 原因不明の下半身麻痺で排泄障害を来した患者が尿意に苦しみ悶々としていたことから, 何らかの行動を起こす可能性が高く, その結果, ベッド上での体勢が不安定になることも推測できます。冷房が切られた8月末の夜間帯ですから, 残暑

もあり自分や他の患者の糞尿などの臭気もあったため，病室の窓を開けたことは推測できます。看護師の度重なる注意にもかかわらず就寝しなかった（腹部不快と尿意で眠れなかった）のですが，尿意があるのに排泄できない苦しみは，おそらく当事者でないと理解できないでしょう。闘病に意欲を燃やしていた71歳の患者の残された時間を考えると，ケアとして何らかの対応ができなかったのだろうかと残念な思いです。本事例は民事裁判ですから，直接的には看護師の過失は問われていませんが，看護師の療養環境への安全配慮義務違反（観察不足）と**患者への思いの不足**があったのではないかと感じます。本事例では，原告である妻と息子たちに合計約3,600万円の賠償金支払い命令が出ました。

　類似の事例を紹介します。

①面会に連れてきた1歳7カ月児がベッドから窓外に転落（名古屋地裁，昭和47年8月）。

②窓と平行密着して置かれていたベッドで遊んでいた3歳児が，見舞いに来た父親を見て喜び，立ち上がろうとして手にかけた窓の網戸と共に窓から落下（盛岡地裁，昭和47年2月）。

　2児とも死亡し，造営物やベッドの配置など病院の安全配慮義務違反が問われましたが，子どもから目を離した親にも過失があるので過失相殺とされました。

ベッドの位置，におい，室温…，療養環境にも配慮！

- ベッドは患者の生活空間。寝ているだけの場所ではないと認識する。
- 眠れない患者→患者の病状，患者の気持ち，病室の環境…，あらゆることに思いを馳せよう。

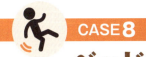

ベッドから2度転落，死亡。
（平成8年4月15日，東京地裁：損害賠償請求，看護師・医師の注意義務違反）

　平成2年7月11日，女性（78歳，パーキンソン病，軽度認知症）は国公立系病院で「心筋梗塞の疑い，絶対安静」と言われ同日入院した。数日後主治医より「心筋梗塞ではないと思う。ポータブルトイレ使用可」と言われ，病室にポータブルトイレを設置し，夜間は家人が付き添うことになった。29日，物音で訪室した看護師は患者が床に仰向けで倒れているのを発見。患者は右側頭部打撲。その後8月7日午前4時頃，物音で訪室した看護師は患者がベッドと洗面台の間の床に仰向けで倒れているのを発見。患者は頭部打撲の傷害を負い，15日くも膜下出血で死亡した。

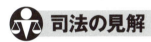

司法の見解

　本事例の争点は，①死亡の原因はベッドからの転落か，と，②担当医および医長の注意義務違反，被告の不法行為責任であるか，である。争点①については初回の転倒は生命にかかわる傷害はなく（くも膜下出血が生じていた疑いがあるが致命傷であったとは認められない），2回目の転落が致命傷になった。②については，❶予見可能性：患者はパーキンソン病，軽度認知症もありベッドに立ち上がるなどの不安全行動が見られていたこと，初回転落後の対応や看護記録から見ても，医師も看護師も予見可能性はあった。❷結果回避のための措置について，原告が指摘する抑制帯や畳の使用は義務として認められないが，看護師の巡回は看護記録から見ると，午前2時から午前4時までの間に患者の動静を観察し転落防止に努めたことはうかがえない。以上より，看護師は頻回に巡回し転落による危険防止に努める義務を履行していなかったとして認めることが相当であり，主治医は具体的な看護体制による指示監督義務を怠った過失が認められる。❸看護師の巡回の頻度を増やすことは有益な方法であるが，**必ず転落を防止できる方法ではない。しかし，着実に履行していれば転落を防止し得た可能性も否定できない**ので，被告（自治体）の免責理由とはならない。適切な看護を受ける期待を有している患者に対し，その機会，可能性を

奪ったことによる不法行為が成立する。

看護の視点

　本事例からは多くの示唆が得られます。被告は自治体で，裁判の争点となったのは医師ですが，その争点の中心は看護体制であり物的資料として看護記録が重要な位置を占めました。そこで，看護を中心として，①予見可能性はあったのに結果回避が不十分であったこと，②看護記録に記載された内容の具体性とその履行について検討してみます。

　入院以来患者の不安全行動があったと原告は述べ病院側は否定していますが，看護記録に患者がベッドに立ち上がったり，ベッド柵を乗り越えようとしたことが記録（裁判記録からは期日不明）されています。1回目の転落後，主治医と看護師間でできるだけ患者の病室を訪れ動静に注意することを話し合い，看護計画に「危険防止」「頻回に訪室する」ことが記載されました。よって，**医師も看護師も患者が再度ベッドから転落する危険性，およびその結果頭部を強打して重大な結果を発生することは予見することができた**と言えます。

　裁判所は原告が主張する抑制帯や畳の使用は義務として容認していませんから，必然的に頻回訪室の具体性が問題となります。その病棟では通常午後9時から午前6時までの間，最低1回以上の訪室をすることとなっていますが，本患者の場合はそれより多くなっています。筆者の臨床経験から考えると，通常夜間の巡回が1回しかないということに驚きます。事故当日の看護記録は，「午前0時30分　ゴソゴソ動いている…様子を見る」「午前2時　逆さまになって眠っている…」とあり，その後事故発生の午前4時までの記載はありません。どのように巡回の頻度を増やし，患者の動静に注意を払っていたかについては，あいまいで具体性を欠き，その内容は明らかでないと裁判所は指摘しています。いわゆる看護計画の対策に具体性がないことが指摘されているのです。0時30分に起きていた患者の様子を1時間30分後に確認していますが，遅いと思いますし，その後の巡回はどうするつもりだったのでしょうか。そして，約2時間後に事故は起こりました。患者が入眠していない場合は，せめて30分後には巡視する必要があるでしょうし，患者がそのまま睡眠を継続すると考えたとすれば甘いと言わざるを得ません。

主治医は看護師への指示監督義務を怠った過失を問われましたが，本事例のような場合，看護は指示されて実施することではなく，**看護職自らの責務として取り組むべきこと**と考えます。前述したCASE 6では，看護計画は具体的でしたが遵守されませんでした。本事例の発生は平成2年（1990年）で，いわゆる医療安全元年（1999年）以前の事例となりますが，具体性のない計画や夜間の巡回体制などに問題を感じます。

　本事例では，患者は「適切な看護を受ける期待」を有しているので，その機会，可能性を奪うことは不法行為となることが指摘されています。患者の期待権※が奪われたことによる精神的損害として200万円の支払い命令が出ました。**医師も看護師も直接的な過失は存在しないように思われますが，作為義務（しなければならないこと）に具体性がなかったことから結果が回避できなかったことが問われました。**判決文からは読み取れませんでしたが，家族は2度の転落時には付き添っていなかったのでしょうか。家族付き添いに安心して，巡回が疎かになった可能性はないのでしょうか。

※**期待権**　医師が過失により医療水準にかなった医療を行わなかったことと患者の死亡との間の因果関係の存在は証明されないけれども，右医療が行われていたならば患者がその死亡の時点においてなお生存していた相当程度の可能性の存在が証明される場合には，患者が右可能性を侵害されたことによって被った損害を賠償すべき不法行為責任を負う。（平成12年9月22日：最高裁）

教訓　リスクを回避する行動は，具体的かつ計画的に！

- 「できるだけ注意する」「頻回に確認する」これでは患者の安全は守れない。
- 転倒転落の経験，パーキンソン病，認知症，高齢者……，リスクのフラグを立てよう。

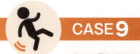

CASE 9

患者死亡も転倒・転落アセスメントシートの活用記録があったため過失なし。

（平成26年1月28日，岡山地裁，平成26年8月22日，広島高裁岡山支部：損害賠償請求）

　慢性腎炎，糖尿病の81歳，男性，視力低下および難聴，左手の第二・四指および左下肢膝下切断の状態。ポータブルトイレ利用による排泄介助，歩行・更衣は全面介助。平成23年5月14日，右大腿切除のため入院。「転倒・転落」アセスメントの結果，危険度1Bと評価。5月15日午前1時30分「オーイ，オーイ」と呼ぶ声あり。訪室すると患者がベッド右側足下の床に転落している。（中略）本人は「何で落ちたか分からない」と言う。全身観察異常なし。右側を壁に付けるようベッドを設置し，必要時ナースコールをするよう説明の上，コールボタンを設置した。その後「2時，4時はいびきをかいて入眠中」との記載（電子カルテより）。午前6時20分頃，患者は呼名に反応せず，頭部CT検査後，大学病院に緊急搬送，患者は頭部打撲を原因とする急性硬膜下血腫で死亡した。

司法の見解

　①患者の入院に際して，介助の有無など，転倒・転落に関する事情を聴取した上，**「転倒・転落アセスメントシート」を利用して転倒・転落の危険性を評価している。**シートの内容を考慮すれば，患者の入院中の転落防止措置を講ずるための聴取およびその評価に不十分な点があったと認めることはできない。②ベッド柵は上がっており，ナースコールの設置に関する注意義務と患者の転落との間に因果関係はない。よって転落防止措置などに関して注意義務違反は認められない（地裁）。患者は高齢であるが認知症はなく判断力や理解力もあって，自身の身体状況に応じた行動がとることができた。本事例においてベッドには寝返りによる転落を防止する程度の柵があれば足り，**患者が予測不能な行動によりベッドから転落する可能性まで想定して転落防止策を講じる義務があったとは認められない**（高裁）。

看護の視点

「転倒・転落アセスメントシート」でリスク評価がなされ，必要な措置が講じられていたことが看護記録に記載されており，地裁により注意義務違反はなかったと判断されました。高裁においては，上記に加えて患者の判断力や理解力から，予測不能な行動に対する対策を講じる義務までは求めていません。本事例では地裁と高裁共に病院側の過失を認めませんでした。しかし，「2時，4時はいびきをかいて入眠中」の記載が気になります。急性硬膜下血腫は受傷時に意識障害や神経症状を示すことが多いとされていますので，1時30分の看護師の対応は問題はなかったと思われます。しかし，脳浮腫も起こりやすいため，その後の観察には綿密さが不足してはいなかったでしょうか。とりあえず**転倒・転落に関しては，アセスメントシートを活用して評価し，必要な対策を実施して，その実践を看護記録に正確に記載しておくことが重要**と言えます。しかし，事例によっては地裁と高裁の判決が異なることもあります。

　ベッドから転落して頸髄損傷の傷害を負った事例（平成21年9月29日岡山地裁，平成22年12月9日広島高裁岡山支部）は，地裁では病院には患者を常時監視する義務，抑制帯を使用して転落を防止する義務はないと判断されました。しかし高裁では，原告が求める病院側の注意義務（低い一般病棟のベッドへの移動，ICUのベッドを低くする，ベッド柵を高くする，患者に鈴を付ける，眠剤を服用させる，看護師1人増員，床にマットを敷く，補助ベッドを置くこと）に関する義務はないが，病院および看護師らには患者のベッドからの転落防止措置である抑制帯を使用すべき義務があったのにこれを怠った，実際に抑制帯を使用しなかったのであるから，患者のベッドを離れる場合には他の看護師に監視を依頼し，また速やかに監視体制に戻って監視を継続すべき義務があったのに怠ったという判断がされました。地裁では病院や看護師の過失は問われませんでしたが，**高裁では，抑制帯を使用すべきであったことと，使用しない場合の監視のあり方に過失が問われた**のです。この事例はCASE 9と時期も接近しており，地裁，高裁とも裁判所は同じです。事件の背景は判決文からしか把握できませんが，過失（注意義務違反）の判断基準は不明確な場合もあります。

> **教訓** リスク対策に「十分」はない。
> リスクの評価，患者の観察，環境設定…，
> 愚直な取り組みが，患者，自分，病院を守る。
>
> - できる限りのリスク対策をとり，
>   きちんと記録がなされていれば，
>   事故が起こってもその過失は問われない。
>
> - ただし，その基準は不明確。
>   ありとあらゆるリスクを想定し，対策をとる。

CASE 10

必要もないのにミトン（抑制具）を使って身体を拘束された上，親族に対して報告や説明がなされなかったなどが違法として家族が提訴。

（平成18年9月13日，名古屋地裁一宮支部，平成20年9月5日，名古屋高裁，平成22年1月26日，最高裁）

　80歳，女性，平成15年10月7日，肋間神経痛および恥骨骨折の治療で入院（7月6日入院中にトイレで転倒し左恥骨骨折）。22日頃より不穏状態があり，ナースコールも頻回に押すようになり，11月4日トイレからの帰りに転倒した。法事のための外泊から帰院後不穏状態が続き，11月16日深夜，看護師らは転倒の危険性を考えミトンを両手に装着し，両上肢を拘束した。患者は抵抗して外そうとし，その際に，手首および下唇に傷を負った。

 司法の見解

　地裁の争点は，①抑制行為の違法性を判断する基準，②本抑制の違法性，③親族に対する説明義務等の有無，④損害の発生および額である。

①について：同意を得ない拘束は違法である。しかし，患者や他の患者の生命または身体に対する危険が切迫して（切迫性），他に危険を避ける方法がない（非代替性）場合に，その危険を避けるために必要最小限の手段（一時的）によって患者を拘束することは，一種の緊急避難行為として，例外的に違法性は阻却されると解する。

②について：原告が不自然であると指摘した看護記録の正確性と信用性について，原告の主張は採用できない。その記録から今回の事例では切迫した現実的な危険性があったというべきで，抑制帯以外に転倒・転落の危険性を回避する手段はなかった。深夜1時に家族に連絡して退院を要請することは現実的とは言えない。抑制は必要最小限のものであった。以上より，本事例において抑制は，深夜患者がベッドを降りて単独で車いすに乗車して移動するなどの行動をとる可能性が高く，実際にそのような行動に及んだ結果，転倒・転落して負傷する切迫した危険を回避するため，他に適切な代替手段が認められない状況下で，必要最小限の方法・態様において行われたものであり，緊急避難行為としの正当性を有すると認められるから違法ではない。

③について：本事例において，抑制は深夜帯の看護中に行われた一時的な看護に関する措置であると認められるから，看護師が直ちに家族に説明すべき法的義務があったとまでは認められない。また，本事例における抑制は，看護師が医師の指示を必要とせずになし得る「療養上の世話」に該当すると言うべきであり，事前に個別指示がなかったことが違法であるとは言えない。よって，本事例において抑制は違法ではない。④については省略。

高裁判決

争点は地裁と同様，看護師の対応が不十分であったこと，抑制の態様も軽微ではなかった。抑制は医師の関与すべき行為であり，当直医の判断を得ることなく行った点は違法であるとされた。

最高裁判決

本事例は危険性が極めて高かったこと，抑制は転倒・転落の危険性を防止するため必要最小限のものであったこと，事前に当直医の判断を経なかったことを違法とする根拠はない。よって，地裁の判決は正当である。

看護の視点

　本事例は地裁，高裁，最高裁と争われており，「拘束の判断基準」が明瞭にされていることと，転倒・転落防止のための抑制は「療養上の世話」として看護師の判断によってなされたことは違法ではない（ただし，特定の状況で一時的な場合）と判断されていることが特徴です。まず，**拘束の判断基準は，①生命や身体に対する危険の切迫性，②他に方法がない非代替性，③必要最小限の手段の一時的なもの**ということになります。これらのことは看護記録の記載の正確性と信用性から保証され，緊急避難行為として違法性は阻却されました。高裁では，本件は拘束の判断基準に該当しないことや医師の判断を得なかったことが過失とされました。しかし，最高裁では地裁判決が支持される結果となり，拘束の判断や看護師の行為に過失は問われませんでした。最高裁判決は判例法として位置づけられますので，拘束（抑制帯）に関しては以降の先例となります。患者の状態をアセスメントして拘束（抑制）の判断をする時，またはした後の観察と記録を的確にしておくことが重要となります。その際，次の点に留意します[1]。

- 「緊急やむを得ない場合」の判断は，個人やチームではなく施設全体で判断する。
- 身体拘束の内容，目的，時間，期間などを高齢者本人や家族に対して十分に説明し，理解を求める。
- 介護保険サービス提供者には身体拘束に関する記録の作成が義務づけられている。

身体拘束（抑制）はリスク回避の最後の手段。行ったら，必ず記録！

- 本当にその身体拘束（抑制）が必要かアセスメントする。
- 拘束の判断基準は，①切迫性，②非代替性，③一時的。まだできることはないか考える。
- 判断する時，した後の的確な観察と記録が重要！
- 「〜したから大丈夫」という思い込みは厳禁！

転倒・転落に関する事故の特徴

　CASE1～3に，看護師の行為に起因する事故を，CASE4～10に患者の能動的行為に起因する事故を区分して紹介しました。転倒・転落に関する判例の中には，看護記録の記載の正確性と信用性が論じられ，看護計画の具体性，ナースコールなどの使用に関する患者への説明や指導のあり方への注意義務が求められています。また，最高裁判決により転落防止のための拘束（抑制帯使用など）の判断基準が明確にされています。

看護師などの直接的行為に起因する事故

　CASE1～3のように，看護師などの医療提供者の直接的な行為から発生する事故は加害者の過失が明確であり，刑事事件として取り扱われることが多いようです。

患者の能動的行為に起因する事故

　患者自身の不安全行動に起因する事例には，事故の誘因となる看護師等の作為義務違反（しなければならないことをしなかった）の存在が明白にある場合と，そうとは言えない場合の2通りがあります。例えば，処置後にベッド柵を元に戻さなかったことで患者が転落した場合は前者に相当し，患者や利用者の不安全行動が予測を超えていて危険を回避できない場合が後者に相当します。また，再々の指導や注意にもかかわらず患者が勝手な行動を取って転倒・転落が起こった場合でも，医療側に注意義務違反が問われる場合と否定される場合があります。

　CASE4は保育器の手入窓を開放したまま，CASE5はギャッジベッドを上げたまま，患者のそばを離れたことが注意義務違反として問われました。CASE7は病院も工作物の保存・管理の瑕疵（不備，欠点）が問われ，CASE6は術後患者への対応不備とCASE8は夜間巡回などの看護体制の不備および患者の期待権が問われています。CASE9では，「転倒・転落アセスメントシート」によるリスク評価と結果回避の対応の妥当性を地裁・高裁共に支持しました。CASE10では，最高裁判決の出た転倒・転落防止として抑制帯の是非についての事例を紹介しました。裁判は地裁，高裁，最高裁とあり，最高裁の判決は不文法として確立します。「拘束の判断基準」が示され，地裁は違法性を認め

ませんでしたが，高裁では抑制の態様や看護の対応は違法であるとされ，最高裁では地裁判決が支持され，過失は問われませんでした。

　事例の中でも紹介しましたが，同じ事例でも地裁と高裁によって，また似たような事例であっても判決が異なる場合がありますから，裁判所の判決に一喜一憂する必要はありません。下川らは「ナースコール指導を前提とした看護体制の有効性」について3つの判例を紹介し，ナースコールの指導が回避義務を尽くしたことになる場合とならない場合があることを指摘しています[2]。

　しかし，判例が指摘していることは安全を再考するためにも吟味する必要があります。特に最高裁の判決は決定的ですから，注意を要します。

　CASE7の患者がなぜ窓の外に転落したのか，CASE8やCASE9の患者がなぜベッドから転落した（降りた？）のかを考えると，いずれも尿意を催したのではないかと推測できます。**高齢者の転落事故の多くは，トイレに行きたいとの思いで動いた結果として発生**しています。裁判では危険性の予測が可能であったのか，危険回避の対策は十分であったのかが問われます。予測ができなければ当然回避もできませんので，**予測判断のために必要な情報をどれだけ収集できるか，それらの情報を総合的に判断できるか**，個々の能力を結集したチーム力が問われるところです。

先輩看護師としての教育・指導のポイント

　看護師自身の不安全行為があってはなりませんが，乳児・幼児の事故は一瞬の隙で起こりますし，成人であっても，説明した指示を守ってくれないこともありますので，「～したから大丈夫」という思い込みは厳禁となります。また，患者の療養環境の安全配慮義務も病院側にありますので，患者の安全は医療チーム全員で担保していかなくてはなりません。これまで紹介してきた事例の判決内容から，転倒・転落事故を防止するために必要なことをまとめてみました。

①**転倒・転落の危険性を予見する。**

・「転倒・転落アセスメントシート」を活用して，転倒・転落の危険性を評価する。

・患者の全身状態および精神的状況も把握する。

②**予見した危険性を回避する。**
・対策を具体的に看護計画に記載しておく。
・対策を確実に実施する。
・実施したことを看護記録に記載しておく。
③**抑制などの身体拘束を行う必要のある場合の留意点**
・同意を得ない拘束は違法である。しかし，次の3条件によって患者を拘束することは，緊急避難行為として例外的に違法性は阻却される。

> 【違法性阻却事由の3条件】
> ①患者や他の患者の生命または身体に危険が切迫（切迫性）して，②他に危険を避ける方法がない（非代替性）場合に，③その危険性をさせるために必要最小限の手段（一時的）で行う場合
> ・同意を得られなくても患者への説明は必要。家族への説明も，事前に取れない場合は事後でも取っておいた方がよい。ただし，CASE10の場合は，深夜帯の看護であり，療養上の世話の範疇としても抑制を認め，家族への説明義務はないとしている。
> ・抑制帯使用中は観察をこまめにする。

・上記の3条件によって判断したこと，患者（家族）への説明，および抑制などの開始時期と終了時期を記載しておく。

④**絶対してはならないこと**
・看護師自身の行為で事故を起こさない。
・ベッドを上げる，柵などを下ろすといった危険な状態にしたまま患者のそばを離れない。
・患者の訴え（主観的情報）の信憑性は客観的情報で確認し，危険性が予見される患者に対して，安易に1人でトイレまで歩行させるなどしてはならない。
・患者のベッドを窓に密着させない。
・工作物の瑕疵がないように療養環境（病室，病棟，病院）の安全配慮・管理を怠らない。

引用・参考文献

1) 厚生労働省「身体拘束ゼロ作戦推進会議」：身体拘束ゼロへの手引き～高齢者ケアに関わるすべての人に，平成13年3月．
2) 下川健一，前田正一：転倒・転落事例における判決を通してさらなる取り組みへ，看護管理，Vol.17，No.3，P.280～282，2007．
3) 飯田英男：刑事医療過誤Ⅲ，信山社，2012．
4) 飯田英男：刑事医療過誤Ⅱ［増補版］，判例タイムズ社，2007．
5) LEX/DBインターネットTKC法律情報データベース
6) 宇都木伸他編：医事法判例百撰，別冊ジュリスト No.183，有斐閣，2006．
7) 荒井俊行他：裁判例から読み解く看護師の法的責任，P.39～46，日本看護協会出版会，2010．
8) 日本医事法学会編：年報医事法学30，P.206～213，日本評論社，2015．
9) 稲葉一人：実践的判例よみこなし術（第108回）ベッドからの転落による死亡について過失の有無はどのように判断されるか［広島高裁岡山支部平成26.8.22判決］，Nursing BUSINESS，Vol.9，No.12，P.1086～1089，2015．
10) 土屋八千代，山田静子，鈴木俊夫編：看護事故予防学，中山書店，2003．

患者誤認のケース

　患者誤認はすべての医療処置提供分野で発生しています。その結果，間違った処置が患者に提供されることになります。1999年以降，医療安全への社会的関心が高まり，国をあげての医療安全対策の強化が実践されてきたはずなのに，同じような事故が繰り返し発生しています。

　日本病院機構医療事故情報収集事業部の報告を見ると，医療安全元年の教訓が臨床において活かされているとは言えない現状が見えてきます。患者誤認が起こると結果は悲惨なものとなります。事故を未然に防ぐには「患者確認」というルールを厳守することが不可欠となりますが，それがなされないのはなぜなのか，事例から探りたいと思います。

CASE1

横浜市立大学病院患者取り違え事件。

(横浜地裁：平成13年9月20日，東京高裁：平成15年3月25日，最高裁：平成19年3月26日，業務上過失傷害，罰金：A氏担当執刀医50万円，B氏担当執刀医30万円（高裁で50万円），A氏担当麻酔科医無罪（高裁で罰金25万円，上告棄却），B氏担当麻酔科医40万円（高裁で50万円），病棟看護師C30万円（高裁で50万円），手術室看護師D禁固1年，執行猶予3年（高裁で罰金50万円）[1]

　平成11年1月11日（月）午前8時20分。深夜勤務の病棟看護師Cともう1人の看護師が，病室からA氏（74歳男性，予定手術：僧帽弁形成術または僧帽弁置換術）とB氏（84歳男性，予定手術：開胸生検，右肺上葉切除術，リンパ節郭清）をエレベーターの中まで移送。その後看護師Cが1人で2台のストレッチャーを交互に動かし手術室交換ホールまで移送。両氏のカルテはそれぞれのストレッチャーの下にあるかごに入れてあった。

　手術室交換ホールでは，手術室看護師Dに対し，患者とカルテは別々に申し送られ，Dはそれぞれの患者に姓による確認を行い，患者の返事によってA氏とB氏を取り違えたまま，それぞれの手術室担当看護師に引き渡した。

　その後カルテは本来の手術室に運ばれた。つまり，2人の患者は取り違えられたが，それぞれのカルテだけは正しく予定の手術室に運ばれたのである。

　麻酔導入前に麻酔科医が患者の同一性に疑問を持ったものの，患者は取り違えられたまま手術が行われ，麻酔覚醒後，患者本人に名前を名乗ってもらった時点で，患者間違いが判明した。

司法の見解

　患者の同一性の確認を怠ったため，病棟看護師Cと手術室看護師Dとの間の手術室交換ホールにおける2人の入院患者およびカルテなどの引き継ぎの際，患者を取り違え，その後関与した看護師，医師もその取り違えに気づかず，結局これらの過失が競合して，肺手術予定患者に心臓手術を，心臓手術予定患者に肺手術をした業務上過失傷害の事案において，手術室交換ホールで患者の引き継ぎを受けたにもかかわらず，目の前の患者を取り違えた手術室看護師Dの過失が根本原因であり，手術台にいる患者が取り違えられているとの予見可能

性は高いとは言えない。

看護の視点

判例や当該病院の事故調査報告書などから、次のような背景が見えてきます。

① 当該病院の当時の看護体制から、病棟看護師Cは、自身の担当グループではないA氏、B氏とはほとんど面識がなかった。

② 手順では2人の看護師が1人の患者を搬送することになっていたが、当時は看護師1人で1人の患者のストレッチャーを搬送することは通例となっていた。さらに、この日は勤務者や業務の関係で人手が足りず、病棟看護師Cは1人で2人の患者を搬送した。

③ 手術室のシステム上、患者とカルテが別々に引き渡された。

④ 患者確認の際に、患者の姓のみの呼びかけしか行わなかった。

⑤ 患者誤認を疑った麻酔科医（A氏担当）の疑問が、取り合ってもらえなかった。

この事故の大きな問題は、**患者とカルテが別々に引き渡されるというシステム上の問題と、患者確認を姓のみの呼びかけで行ったという、ルール違反**です。

もちろんストレッチャー2台を1人で搬送すること自体リスクとなります。特に、手術を受けるためにストレッチャー上に仰臥している高齢者は、搬送中に急変するリスクも十分にあります。

呼びかけに関しても、患者は自分に向かって呼びかけられれば、はっきりと聞き取れていなくても、自分が呼ばれたものと思って反応することは自然でしょうし、前投薬がされていて、意識が明瞭ではない場合もあります。

本事例では、多くのルール違反に、手術室交換ホールでの2人の看護師の過失が連鎖して、患者を取り違えたまま手術が行われてしまいました。手術台にいる患者が取り違えられていると予見するのは難しいと判決は論じていますが、A氏担当の麻酔科医は疑問を呈しました。しかし、執刀医や他の麻酔科医によって協議はあったものの最終的に否定されています。

当該病院による事故調査委員会報告[2]による事故の原因および対応策について概略を紹介します。

> （1）患者移送から麻酔開始までの患者確認
> ①2人の患者を1人で移送したこと：今後は1人の患者に看護師・主治医の複数で移送を行うこととし，同一病棟の同一時間に複数患者の手術を開始しないようにする。手術室到着は10分ずつずらして対応する。
> ②手術室交換ホールでの患者受け渡し時に患者を取り違えたこと：患者に氏名を名乗ってもらう。リストバンドやカルテなどで照合する。以上を複数の看護師で行う。術前訪問した麻酔科医も同席し患者確認を行う。
> ③患者とカルテが別々の窓口で引き渡され，別々に移送されたこと：引き継いだカルテを持ってハッチウェイで患者を引き継ぎ，患者確認を行い，カルテ類と患者を一緒に手術室に移送する。
> ④麻酔科医の患者確認の怠り：主治医と共に患者確認を行う。研修医に任せているところもあるので，麻酔科医の診療体制および卒後教育体制の改善が必要。
> ⑤麻酔開始前に主治医が患者に立ち会っておらず，患者の識別の怠り：麻酔開始前に主治医が患者確認を実施。前投薬などにより患者の意識が明瞭とは限らないので，主治医は患者の顔を知っておく必要がある（システムの見直し）。
> （2）患者の取り違えに気がつかず手術を行ったことについて：
> ⑥B氏に心臓手術を行ったこと：麻酔科医はB氏の歯や髪に疑問を持った時点（A氏は背中にフランドルテープが貼ってあり，入れ歯を外してあり，髪も長く白髪も少ない），さらに剃毛範囲の違いに気づいた時点でより慎重に再確認すべきであった。また，指示の前投薬でB氏は意識明瞭，A氏は不明瞭であったことや，聴診時に心雑音がB氏はない（A氏はある）ことに気づくべきであった。以上，主治医・執刀医は，別人を手術していることに当然気づくべきであり，手術を中止すべきであった。

　ほかにも看護師の過失が元で医師にも過失の連鎖が生じた判例を紹介します。
①産婦人科外来で妊娠中の患者を同姓の人工妊娠中絶患者と誤認し，産婦人科医も患者の氏名を確認せず人工妊娠中絶を施行。（平成2年1月10日，いわき簡略：業務上過失傷害，医師：罰金20万円）[3]
　　既に検診台に仰臥している妊娠13週の患者を，妊娠中絶予定の妊娠7週の患者と誤認し，子宮掻爬を実施した。患者の上半身はカーテンに隠れていて見えなかったにもかかわらず，手術開始に当たっては自ら患者に面接もしくは呼名するなど，患者を確認する義務を怠った。看護師の誤認は問われていない。
　次に看護師が疑問を指摘しても取り合ってもらえなかった判例を紹介します。

②膀胱部分切除および左腎尿管切除予定の尿管がん患者に対して，反対の右腎尿管に手術操作が加えられ，再三の手術室看護師の指摘にもかかわらず，2人の医師は確認を行わなかった。手術申し込みには「左」，診療録・手術予定白板には「右」と明記されていた。（平成元年3月22日，山形簡略，平成2年2月14日，山形地裁，平成2年12月6日，仙台高裁：業務上過失傷害：執刀医，禁固8カ月（執行猶予2年），助手医（指導医），罰金5万円）[4]

　大学病院で腎臓・尿管手術を行う際，執刀医と助手は十分な打ち合わせを行わず臨み，手術予定白板に左右を誤記，手術室でもシャーカステンにレントゲン写真を表裏逆にして貼り付けた。患者の体位の変更を指示した時に，看護師が不審に思い「左側でしょう」と注意を喚起したが修正されなかった。患者は健側の臓器に傷害を負わされた。

　これらの事件では，ともに看護師は起訴されていません。しかし，①のケースは，患者を誤認して内診台に仰臥させたのは看護師です。過失の連鎖として，結果的に患者名を確認していない医師の過失が問われました。

　②のケースでは，医師はレントゲン写真を表裏逆にしてシャーカステンに貼り付け，予定の手術体位の変更を指示しています。手術室看護師は，患側が左であり体位が載石位であることを知っていたので再三指摘していますが，医師が取り合わず過失が修正されませんでした。先述のとおり，横浜市立大学病院の手術室でも麻酔科医が疑問を呈しましたが，他の医師によって採用されていませんでした。**誰か1人でも疑問を持ったのであれば，丁寧に確認することで事故が回避される可能性があります。**

教訓　「患者を間違えるはずがない」という思い込みが，確認不足，誤認を招く！

- 患者の確認は，ルールを守って丁寧・確実に行う。同姓，同じ処置をする患者には特に注意。
- 手術室へは患者を1人ずつ移送。急変リスクも考慮する。
- 誰か1人でも「おかしい」と思ったら，必ず確認！医師でも看護師でも間違えることはある。

CASE 2

患者名を確認せずペニシリン入り点滴交換。回復不能な無酸素脳症発症。
（平成2年8月17日，富山簡略：業務上過失傷害，看護師：罰金20万円）[5]

　平成元年8月5日午前5時50分頃，総胆管結石症で入院治療中の患者（男性，59歳）に対し，他の患者に準備されていたペニシリン入りの点滴瓶を，瓶に貼付されている患者名を確認せず当該患者の点滴に交換して投与。ペニシリンアレルギー体質であった患者は，アナフィラキシーショックが生じ，心肺停止による回復不能な無酸素脳症の傷害が残った。

司法の見解

　患者はペニシリンアレルギー体質者であったから，他の患者のペニシリン入りの点滴をすることのないよう薬液瓶に記載してある患者名を確認するなどして，同人に点滴すべき薬液であることを確認した上で点滴注射すべき業務上の注意義務があった。しかし，これを怠り，他の患者用の点滴を持って病室を訪れた際，患者の点滴交換の時間であることに気づき，**交換を急ぐあまり，持参した薬液瓶の患者名を確認せず点滴を交換**し，患者に回復不能な傷害を負わせた。

看護の視点

　看護師は他の患者の点滴瓶を持参して病室を訪室した際，当該患者の顔を見て，当該患者も点滴交換時間であったことから，交換を急ぐあまり手元の点滴瓶を使用してしまいました。訪室して最初に目に入った患者への対応を急務と考えたところから，思い込みが始まっているように思います。慌てないで，**まず自分が何をしに病室に来たのかを自問することに時間はかかりません。**本事例では，薬液瓶と患者名の照合というルールを無視してしまったことが根本原因ですが，入院中の当該患者の情報（ペニシリンアレルギー）を失念してしまっていたことも大きな原因です。

> **教訓** **患者の名前・アレルギーの有無，点滴交換前には必ず確認！**
>
> - 注射，点滴，与薬の前には必ず，患者名を照合。
> - 点滴瓶の交換は慌てない。点滴が遅れるリスクよりも，患者誤認・与薬間違いのリスクの方が大きい。
> - アレルギー症状を起こすものに注意。薬剤，ラテックス，食品など。

CASE 3
病理検体の取り違えにより，不必要な肺切除術を実施。
（平成25年12月26日当該病院医療安全調査報告書〈概要〉）[6]

　平成25年6月下旬，当該病院において2人の患者に対してCT下肺生検を実施。その後病理部において標本作製時に検体を取り間違えた結果，がんではないのにがんと判断された患者の右肺下葉を約2カ月後に切除，もう1人の患者はがんであったが，がんの診断が遅れることとなった。

🔍 事故の分析

　本事例は，次の2つのエラーが連続的に発生した結果として生じた。
①技師Cが薄切標本を作製する際に，ブロックとスライドグラスの標本番号の照合が十分ではなく，この時点で取り違えが生じた。
②技師Dが染色の終わったスライドグラス標本を病理医へ配布（分配）する前に，ブロックとの照合が十分ではなく，取り違えを発見できなかった。

　当該病院には，マニュアルの不備，統一したルールの未確立，マニュアルや取り決めごとの遵守のチェックなし，機械類の動作不良時のマニュアルなしといった要因があり，病理部の医療安全管理体制の不備もあって，どの技師にも起

こり得る結果である。病院長が病理部責任者に厳重注意を与え，直接関与した技師2人には2日間の業務停止と作業手順の厳重指導，業務復帰後の監督を命じた。

看護の視点

本事例では，検体の取り違えの結果，1人の患者はがんの不安と不必要な摘出手術を受け，他方，診断の遅れた患者はがんの治療が遅れてしまい，双方に多大な侵害を与えました。これは病理部のみの問題ではなく，**統一ルールやマニュアルが整備されていなかったことや，手順を厳守しているかどうかがチェックされていなかったことなど，病院としての安全管理体制の不備が組織として問題**となります。当該施設報告書では，①2人の技師の処分と指導監督に加えて，②病理部において取り違え防止手順を加えたマニュアルの大幅改訂，③技師の有期雇用体制を常勤体制に変更することを決定し，職員の新規採用を開始することになりました。

> **教訓** 統一ルール，マニュアルを作り，それを遵守することが安全への第一歩。
>
> ○ マニュアルがあるだけではダメ。
>   手順を厳守，定期的に見直し，改訂も必要。
>
> ○ 一部署の問題は，他部署でもあるはず。
>   病院全体で安全管理体制を見直そう。

CASE 4
新生児を取り違えた。
新生児は他人の子として生涯を送った①
（平成25年11月26日，東京地裁：損害賠償，産院側過失）[7]

　AとBは昭和28年同月同日に13分差で出生。母親との対面と沐浴・身体計測後，それぞれの児の足の裏に硝酸銀で母親の名前をひらがなで記入，ネーム

バンドを手首または足首に取り付ける。ここで新生児の取り違えが発生している。Aの母親はBに対して①用意した産着を着ていなかったこと，②他の兄弟と似ていないことなどから疑問を感じていた。A兄弟はBとA夫妻の親子関係を疑い訴訟を起こし，DNA鑑定の結果，BとA兄弟に父母を共通とする生物的な兄弟関係が存在しないことが判明した。A兄弟は苦労して産院の分娩台帳からAを探り出し，DNA鑑定から兄弟であることが判明。Aは平成24年3月，A夫婦との間の親子関係があること，B夫婦との間に親子関係がないことを確認する裁判を提起し，それぞれ認められた。

分娩助産契約は，その性質上，新生児を取り違えなく真実の両親に引き渡すことを内容とする債務を含み，この債務を履行していない。産院には債務不履行による損害賠償責任を負う。Aの逸失利益※は容認されず，Aへの慰謝料3,000万円と両親への慰謝料各500万円を認める。

※**逸失利益**　債務不履行・不法行為がなければ得られたはずの利益。

CASE 5

新生児を取り違えた。
新生児は他人の子として生涯を送った②

（平成18年10月12日，東京高裁：損害賠償，産院側過失）[7, 8]

昭和33年4月，産院で誕生。幼少の頃から親戚に家族の誰とも似ていないと言われることが多かった。平成9年母親が入院し，不明であった血液型がB型と判明。父親はO型，子はA型であったため親子関係に疑いを深めた。平成16年4月頃，DNA鑑定で母子関係・父子関係とも存在しないことが判明した。

真実の親でないことを知らずに約46年経過し，その間真の親子との生活を過ごすことができなかった上，今となってはその期間を取り戻すことはできず，精神的損害は大きい。真実の親を探す努力はしたが，本産院がカルテを紛失した（隠蔽が疑われる）ため，今後とも真実の親子を知ることが事実上困難で精神的苦痛は今後も継続する。慰謝料は子に1,000万円，夫妻の慰謝料各500万円とする。

看護の視点

　紹介事例で取り違えが発生したのは，CASE 4が1953年，CASE 5が1958年と古いのですが，家族や本人は疑問を持ちながら（あるいは気づかず）暮らしを続け，取り違えに気づくのは半世紀も経てからでした。既に親が他界して親子の名乗りを上げられない場合もあります。新生児の取り違えは当事者のみならず家族の人生も左右する出来事になることを事例から考えたいと思います。

　CASE 4は，1953年に出生，取り違えが確認できたのは2012年の提訴の前ということですから，約59年間も間違った親子関係の中で生活していました。A家族は裕福で取り違えられた新生児Aは長男でした。AはB家族の四男として成長，Aが2歳の時父親が死亡し母子家庭となり生活保護受給で，中学卒業後就職していました。裁判所は家庭環境だけで学歴が決まるのではないという理由でAの逸失利益は容認しませんでしたが，真実の親との交流を永久に断たれた（A夫婦は死亡）衝撃と喪失感，および高等教育を受ける機会の喪失は甚大なる精神的苦痛を与えたとして慰謝料を容認しました。また，A夫婦にも親としての当然の期待が裏切られたことによる精神的な損害は大きいとして慰謝料を容認しました。

　Aの母親は疑いながらBを育てたわけです。それも最初の児（Aは長男）ですから夫婦にとっての期待は大きかったと思われます。A夫婦の悲しみとAの苦労がいかほどのものか，また半世紀も前の施設や資料を見つけ出し，Aにたどり着いたA兄弟の絆の強さを感じます。A兄弟はBを兄として認められなかったのでしょう。一方で，Bの悲哀も感じます。裁判時には，産院に1953年当時勤務していた従業員はいないと思います。本事例では，沐浴と身体測定や児の足裏に母親の名前を記載，ネームバンドを装着するのはそれぞれ別々の担当者でした。そのことがミスを誘発していると思われます。医療従事者の有する責務は重いことを再認識して，日々の業務に尽力しなければなりません。

　CASE 5では債務不履行に基づく損害賠償請求権の消滅時効について論議されました。これは権利を行使する時から進行するとされ，10年間とされています（民法166条・167条）。CASE 5では1997年に血液型の違いが確認されていますが，DNA鑑定の結果は2004年5月です。債務不履行に基づく損害賠償請求を提訴したのは2005年3月28日となっていますので，仮に1997年10月

から起算しても10年は経過しておらず，時効は成立していません。

　本事例は46年の経過により，現在の親との関係性はないことは分かっても真実の親子は誰なのかは判明しませんでした。自分の子や親がどこにいるのか分からないのです。こんなにつらいことがあるでしょうか。子にとって自分のルーツが分からないことは，アイデンティティが確立しがたいということになります。**産院における分娩助産契約は，新生児を取り違えなく真実の両親に引き渡すことである**ということを再確認しましょう。

> **教訓　新生児の取り違えは，本人も家族もその後の人生が変わってしまう。**
> - 分娩，沐浴，身体計測，ネームバンドの装着まで同一の担当者が責任を持って行う。
> - 誤認しても気づきにくい。その怖さを認識しよう。
> - 「昔のこと」で片付けてはならない。現在でも起こる可能性はゼロではない。

患者誤認に関する事故の特徴

　1999年は社会的に注目を集める医療事故が相次ぎ「医療安全元年」と言われています。1月11日に横浜市立大学医学部附属病院手術室において患者の取り違え事件（以下，横市事件）が発生し，同年2月11日にも都立広尾病院消毒液誤投与事件が発生しました。いずれも看護師のミスが指摘されています。

　日本病院機構医療事故情報収集事業部の報告[9]によると，平成16年10月から平成21年3月31日までに85件の患者取り違えに関連した医療事故報告が出され，そのうち59件（平成18年10月～平成21年3月）の分析結果が紹介されています。患者取り違えについては，①患者の同定の間違い（患者Xを患者Yと誤認し，患者Xに患者Yの処置などを実施）と②処置等の取り違え（患者Xの同定は正しいが，患者Yの処置等を患者Xに実施）の2つに分類し，分析されています。

患者取り違えに関連した医療事故の発生状況は，薬剤の実施段階が21件と最多で，輸血の準備段階が6件，検査の実施段階が5件となっており，療養上の世話に関しては0（ヒヤリ・ハット報告で5件のみ）でした。

　このように，患者の取り違えの多くは診療の補助行為の過程で発生しています。事故の背景として，①患者の同定の間違いに関しては，ルール違反（名前を声に出す，患者に名乗ってもらう，ベッドネーム・リストバンドなどの確認の怠り）があります。この第一段階を怠ると，そのまま第二段階（間違った処置など）の実施に至ってしまいます。また，患者誤認をしやすい環境として，同室に同姓同名の患者や同じ処置の患者がいたこと，患者が違う名前を呼ばれても「はい」と答えたことが挙げられています。②処置等の取り違えの事故の背景に関しては，①患者同定の間違いと同様にルール違反が挙げられ，また，処置室や処置台が乱雑で整理されていなかったこと，1人で複数の患者の処置を準備したことなどの取り違えを誘発しやすい環境が挙げられています。

　同機構は年次報告書と共に問題事例を紹介し，注意を喚起するために「医療安全情報」を提供しています。患者誤認に関しては，誤った患者への輸血が，2004年10月1日から2007年6月30日までの期間に8件報告され，うち6件は患者と使用する製剤の照合を行わなかった事例だとされています[10]。その後さらに2015年11月30日までに17件が報告され，うち13件は認証システムがあったにもかかわらず使用しなかった事例だということです[11]。

　与薬時の患者取り違えに関しては，2013年1月1日から2016年5月31日までに6件報告されています[12]。

　また，これは患者誤認ではありませんが，手術部位の左右取り違えが2004年10月1日から2006年12月31日の期間に9件，その後2007年1月1日から2010年11月30日までに21件，2010年12月1日から2017年5月31日までに26件報告されています[13〜15]。いずれもマーキングが不適切であったり，執刀部位を声を出して確認・照合しなかったためでした。

　本書で紹介した事例の多くは「患者から名乗ってもらう」という，患者確認の初歩的なルールの違反でした。前述の報告書での指摘と同様な状況が見てとれます。

　ただし，患者によっては高齢や難聴，認知の問題もあります。横市事件（CASE1）の場合は術前投薬をしていました。術前訪問していても顔をしっ

かり覚えることは難しいでしょうし，着ているものや座位と臥位では顔つきが異なって見えるかもしれません。だから**相手に名乗ってもらうだけでなく，ネームバンドなどで丁寧に確認する**のです。

また，手術の際にはタイムアウトを行うことが必要です。タイムアウトとは，①執刀直前に，②チーム全員で，③いったん手を止めて，④チェックリストに従って，⑤患者・部位・手技などを確認することを意味していますが，それが実行されていません。

本章では新生児取り違えも紹介しました。日本医療評価機構報告も含めて今までに紹介した事例は，誤認の結果は早期に出現していますが，取り違えに気づくことが遅くなる新生児の取り違えについてはまた別の問題があります。子どもの頃から親や兄弟姉妹に似ていないと言われ，自分もそれを感じながらの半生です。親と子どちらの立場から考えてもつらいことですが，長い年月が経ち，関係者の消息も分からず，被害者は憤りをぶつける先もありません。同時に，医療者にとっても，過失が長期間分からないということは怖いことかもしれません。結果の甚大さを肝に銘じ，娩出から児へのネームバンド装着まで同じ人が責任を持って行うことが重要です。

先輩看護師としての教育・指導のポイント

(1) 確実に患者確認を行う。

患者から姓名を言ってもらう，ネームバンドで確認する，事前に患者の顔を見知っておくことも必要です。必ず提供する処置（処置欄や薬品瓶など）に記載された患者名と照合します。

(2) カルテと患者は一緒にする。

横市事件（CASE 1）では，患者は間違った手術室に搬入されましたが，カルテは正しい手術室に届けられました。それが患者誤認の発見が遅れる一因になったのかもしれません。患者とカルテを別々に移送することがないようにしてください。

(3) 患者の同一性に疑問を生じた場合は，1人の疑問でも確実に確認する。

横市事件（CASE 1）でも麻酔科医が一度は疑問を呈しています。執刀医も

違和感を持ち，病棟に確認をとったのです。しかし，同一病棟から同一時間に2件の手術があるということをそれぞれの主治医が認知していなかったので，「病棟から，該当する患者が手術室に移送されたかどうか」だけを確認しました。その結果，病棟からは「その患者は確かに手術室に移送した」という回答があったため，取り違えの可能性を否定しました。もし，主治医らが，同一病棟から複数名が同時に移送されたことを知っていたら，病棟に確認する時の聞き方も変わっただろうと思います。例えば，**「これからAさんの手術を行うが，どうも患者がAさんではないようだ。確認してほしい」** という具合です。そうすれば，病棟からAさんをよく知る看護師が手術室に来て直接確認するなどして，手術直前に取り違えが発見されたのではないかと思うと残念です。

引用・参考文献
1）LEX/DBインターネットTKC法律情報データベース　横浜地裁（平成13年9月20日），最高裁（平成19年3月26日）
2）横浜市立大学医学部附属病院の医療事故に関する事故調査委員会報告書，平成11年3月．http://www.yokohama-cu.ac.jp/kaikaku/bk2/bk21.html（2017年11月閲覧）
3）飯田英男他：刑事医療過誤訴訟　その後の動向その2（昭和59年1月〜平成2年12月　全22件），判例タイムズ，No.770，P.80，1992．
4）飯田英男他：刑事医療過誤訴訟　その後の動向その2（昭和59年1月〜平成2年12月　全22件），判例タイムズ，No.770，P.81〜86，1992．
5）飯田英男他：刑事医療過誤訴訟　その後の動向その2（昭和59年1月〜平成2年12月　全22件），判例タイムズ，No.770，P.79，1992．
6）熊本大学医学部附属病院：熊本大学医学部附属病院における病理検体取り違え事案に関する医療安全調査報告書（概要），平成25年12月26日．http://www.kuh.kumamoto-u.ac.jp/etc/topics/131226/gaiyou.html（2017年11月閲覧）
7）友納理緒：裁判例から読み解き，臨床に活かす　ゆりかご法律相談（第9回）新生児の取り違え事件について考える［東京地裁平成25.11.26判決，東京高裁平成18.10.12判決］，助産雑誌，Vol.68，No.10，P.904〜908，2014．
8）LEX/DBインターネットTKC法律情報データベース　東京高裁（平成18年10月12日）
9）日本医療機能評価機構：医療事故情報収集等事業第17回報告書，平成21年6月24日．http://www.med-safe.jp/pdf/report_17.pdf（2017年11月閲覧）
10）日本医療機能評価機構：医療安全情報No.11［誤った患者への輸血］，2007年10月．http://www.med-safe.jp/pdf/med-safe_11.pdf（2017年11月閲覧）
11）日本医療機能評価機構：医療安全情報No.110［誤った患者への輸血（第2報）］，2016年1月．http://www.med-safe.jp/pdf/med-safe_110.pdf（2017年11月閲覧）
12）日本医療機能評価機構：医療安全情報No.116［与薬時の患者取り違え］，2016年7月．http://www.med-safe.jp/pdf/med-safe_116.pdf（2017年11月閲覧）
13）日本医療機能評価機構：医療安全情報No.8［手術部位の左右の取り違え］，2007年7月．http://www.med-safe.jp/pdf/med-safe_8.pdf（2017年11月閲覧）
14）日本医療機能評価機構：医療安全情報No.50［手術部位の左右の取り違え（第2報）］，2011年1月．http://www.med-safe.jp/pdf/med-safe_50.pdf（2017年11月閲覧）
15）日本医療機能評価機構：医療安全情報No.128［手術部位の左右の取り違え—脳神経外科手術—］，2017年7月．http://www.med-safe.jp/pdf/med-safe_128.pdf（2017年11月閲覧）
16）池田守，前田正一：看護師と法廷—判例から読み解く医療訴訟（第4回）患者の取り違え，看護技術，Vol.58，No.4，P.340〜344，2012．

まとめ
土屋八千代の
講義ノート

判例から学ぶこと

　5種類の医療事故を看護の視点で分析し，それぞれ事例ごとに身につけるべき安全行動を第1～5章にまとめてきました。皆さんもお気づきかと思いますが，事故の多くは，安全確保に必要なこととして施設などで取り決められている約束事を守らなかったことに起因しています。1つ目は**確認不足**です。指差し呼称（指で指す，声を出す）やダブルチェックの有用性は周知されています。しかし，本書の事例では一人ひとりが確認していない，ダブルチェックをしていない，ダブルチェックの方法を間違えているということが発生していました。このことから言えることは，たとえ先輩から渡されたものであっても**自分で確実に正しい方法で確認する**ことです。2つ目は**勝手に判断**していることです。指示の意味が理解できなかったり，指示に疑義を生じたりした場合は，医師や先輩看護師に確認することが重要です。知らないことや，できないことは，「知らない」「できない」と表明して援助を求めなければならず，勝手な判断や虚偽の記載を絶対にしてはなりません。これら2つの要因の背景には施設における人間関係や安全体制の不備があり，それらの要因が重なった時に事故が生じているようです。

　スイスチーズモデルで有名なJ. リーソン[1]は，不安全行動の心理学的多様性の要約を示しています。彼はエラーを①計画された行動における失敗，②間違った行動計画を立てた失敗，という失敗の総称と定義し，スリップ，ラプス，ミステイク[※1]に分類し，エラーは主に情報の問題（忘却，不注意，不完全な知識など）として個人の心の中で起こっているのに対して，規則違反や手順の逸脱などの違反は動機（低い士気，劣った管理）などの社会的文脈の中で起こると述べています。エラーを起こすのは主として個人ですから，その要因への働きかけが必要です。しかし，エラーを助長する組織体制があり，さらには個人に違反を起こさせる組織体制のあり様が問題となるようです。

　この点を踏まえて安全体制づくりに必要な基本的知識と研修企画について概説します。

※1　スリップ　技術に関連した抜け，動作の間違い，うっかりミス
　　　ラプス　記憶の失敗，勘違い，抜け
　　　ミステイク　思い違い，規則ベースの間違い，知識ベースの間違い

判例で繰り返し指摘される「注意義務」とは

●医療行為（看護行為）の位置づけ

　判例で繰り返し求められる「注意義務」を理解する前に，そもそも私たち看護職を含む医療者の業務（医療行為）の法的な位置づけがどうなっているのかを理解する必要があります。

　医療行為は医師の行う医行為（診療行為で行為の主体は医師）に代表されますが，他の医療職者の行う行為も包含されます。看護職の業務は，保健師・助産師・看護師・准看護師のそれぞれの資格を有することが絶対条件（平成19年保助看法改正以降，保健師，助産師は看護師免許を有することが前提）として，保助看法第5・6条により①療養上の世話と②診療の補助を業として行うことが認められています。ただし，**医療行為は通常なら犯罪性が問われる人体への侵襲行為**ですから，医療行為の正当性の3条件を備えていなければ傷害行為とみなされます。その条件は，①その医療行為を患者が承諾していること，②免許を有する有資格者が治療目的で行うこと，③医療行為が行為当時の医療水準を超えていることです。これらの3つの条件を満たし，患者が通常の経過をたどった場合に適正な医療とされます。

　一方，通常の経過ではない場合は医療事故とされ，過失が存在すれば医療過誤，存在しない場合は不可抗力事故となります。仮に医療過誤裁判になった時に問われる注意義務は③に該当します。以上のプロセスを富田[2]を参考に，最高裁判例「エホバの証人の輸血拒否」（平成12年2月29日最高裁判決）を踏まえて図1に示しました。エホバの証人の輸血拒否事件は，輸血により手術は成功しましたが，治療方針を十分に説明せずインフォームドコンセントを怠っているとして，病院側は損害賠償責任を問われました。生命救助を第一とした時代は去り，患者の同意が得られなければ医療行為は行えなくなりました。

　また，医療行為は民法上の契約（委任者と受任者の二者間に結ばれるもの）に位置づけられ，委任契約（民法第643条）と請負契約（民法第632条）に分類されます。診療契約の場合，準委任契約説が有力であり，委任者は患者，受任者は医療側になり，委任者（患者）が受任者（医療者）に信頼をおいて労務を託するものと説明されます（民法第656条）。民法は個人の一般的な生活関

図1　医療行為の概念

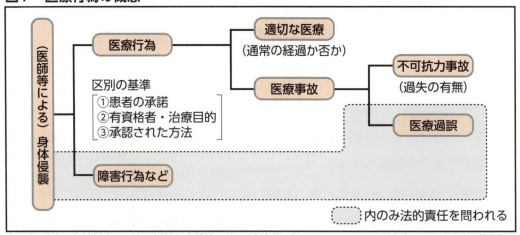

富田功一監修，上山滋太郎，石津日出雄編：標準法医学・医事法 第5版，P.266〜267，医学書院，2000.を参考に筆者作成

係を定めたものですから，契約の成立によって民法上の義務が生じます。これが受任者の注意義務（民法644条「受任者は，委任の本旨に従い，善良な管理者の注意をもって，委任事務を処理する義務を負う」〈**善良な管理者の注意義務**〉）であり，注意義務の内容は一般の常識ある看護職の当然なすべき注意となっていますが，その判断は裁判であれば裁判官の裁量に依存します（このことが類似の事件でも判決が異なる要因であると思われます）。したがって，**注意義務の怠り（過失）によって患者に損害を与えた場合は，契約違反として責任が追及**されることになります。

● **義務**

次に，医事法学的意味における義務について説明します。義務とは，一般的には規範によって課せられる拘束ですが，法律上の概念としては権利に対する義務，すなわち法規範によって課せられる拘束の意味に用いられます。義務には①作為義務（ある事柄を「なすべし，〜しなければならない」）と，②不作為義務（ある事柄を「なすべからず，〜してはならない」）があります。しなければならないことをしなかった場合は作為義務違反，してはならないことをしてしまった場合は不作為義務違反となります。このように書くと当たり前だと思われるかもしれませんが，ある事象（現象）の危険性を予測するにはアセスメントが重要となります。例えば，腹痛を訴える患者に罨法を施行する場合，温罨法か冷罨法かの判断をどうしますか。冷罨法が必要な患者に温罨法を実施したらどうなりますか。また，その逆の場合はどうでしょうか。

第3章で紹介したインスリン10倍量投与の例で考えますと，投与方法を知らないのにほかの看護師に聞かなかったり，勝手な判断で血糖測定をしなかったことは，**しなければならないことをしなかった作為義務違反**です。また，医療上の必要性とは無関係なインスリン投与事例は，**してはならないことをしてしまった不作為義務違反**となります。医療行為の正当性の条件②治療目的に反しているのですから，状況によっては傷害罪にもなりかねません。

●責任

　責任は，広義では法律的不利益または制裁を負わされることであり，狭義では違法行為をした者に対する法律的制裁で，①民事責任と②刑事責任とに分けられます。さらに医療者は，それぞれの職種の法律によって身分（権利）が保証されていますから，刑事有罪となれば③行政上の責任が問われることになります。

　①民事責任は，違法な行為によって他人に負わせた損害を賠償する対個人的責任であり，被害者救済を目的とします。民事責任は前述した注意義務の怠り（過失）があった場合，次のいずれかで賠償責任が問われます。不法行為による損害賠償責任[※2]は，医療者の故意または過失（注意義務の怠り）によって患者が損害を負った場合，その損害を賠償する責任があるということです。債務不履行による損害賠償責任[※3]は，患者との契約の本旨（治療，医療）に従った行為を医療側が履行せずに患者に損害を生じさせた場合，その損害を賠償する責任があることになります。

　②刑事責任は，違法な行為によって社会の秩序を乱したことに対する社会的制裁（刑罰）を請ける社会的責任であり，行為者に対する応酬および発生防止を目的とし，刑法第211条（業務上過失致死傷等）が問われます。

　③行政上の責任は，看護職の場合は保助看法第14条に免許の取り消し，業務停止及び再免許が規定されています。本書で紹介する刑事裁判でも懲役や罰金刑に加えて業務停止などの処分が出ています。

※2　民法第709条「故意又は過失によって他人の権利又は法律上保護される利益を侵害した者は，これによって生じた損害を賠償する責任を負う」

※3　民法第415条「債務者がその債務の本旨に従った履行をしないときは，債権者は，これによって生じた損害の賠償を請求することができる。債務者の責めに帰すべき事由によって履行をすることができなくなったときも，同様とする」

以上のように，看護職は保助看法によって身分や業務が保証されている（通常は違法とされる人体への侵襲行為を業とする権利がある）ゆえに，その業務履行には善良なる管理者としての注意義務が要求され，その注意義務の怠りは過失として行為の結果に責任が問われるというプロセスになっています。この権利と義務と責任の関係性を自覚しての日々の業務遂行が，患者・家族のみならず看護職の笑顔につながるのです。

●医療過誤成立の要件

　医療過誤は，①医療専門職者の作為・不作為を問わず患者の健康や生命を侵害した行為が存在すること，②医療の専門家として当然払うべき注意義務を怠ったこと，③上記の行為と患者の損害との間に因果関係が認められることによって成立します。

　この③行為と患者の損害との間に因果関係がない場合，結果予見が不可能な場合，注意義務を果たした場合では医療過誤は成立しません。以下の判例は，ベッドからの転落と患者の状態に因果関係が認められないとされた事例です。

【事例：術後患者ベッド転落事件（福岡地裁：昭和42年10月6日）】
　小脳腫瘍手術後3日目，清拭施行後看護師がベッドの留め金をかけなかったために，患者が転落して頭部を打撲して症状を悪化させた。看護師が患者に付き添っている父親に託して病室を立ち去った後，父親が席をはずした間に転落事故は起こった。

　本事例は看護師に過失はないとされましたが，判決文中には看護師の行為はいささか軽率であること，父親にも過失があることで過失相殺となること，患者の現在の症状（遷延性意識障害）はベッドからの転落によるものではないことを専門家が証言しています。

　業務上必要とされる注意義務は，①**結果予見義務**（不注意により結果の発生〈危険性〉が予見し得たのにもかかわらず，しなかった場合には**結果予見義務違反**となる），②**結果回避義務**（予見した結果の回避が可能であるにもかかわらず，その発生を防止しなかった場合には**結果回避義務違反**となる）です。これらの判断基準は，その従事する職業，属する社会的地位に応じて通常一般に

図2 医療過誤成立の要件

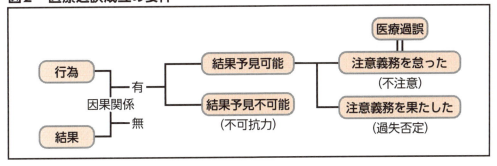

要求される程度の注意（民法644条：善良な管理者の注意をもって委任事務を処理する義務）とされています。看護職の場合，職業人として良識ある看護職が有する医学上の知識・技術による標準的な注意義務であり，**事故当時の看護学の実践レベル**で問われることになっています。しかし，米田[3]は法的責任を決定する判断基準は不明確で，医学・医療の立場からの判断とは必ずしも合致しない法独自の判断がなされる部分があり，判断基準には多くの未解決の問題があることを指摘しています。これは紹介した不法行為や債務不履行の条文が抽象的な表現で規定されていることから，さまざまな解釈が可能となることおよびその解釈や判断には裁判官の価値観が影響することなどから，結果として同じような事例でも異なる判決となる場合があるのです。これらの状況は，医療関係者が自らの信念に従って患者のためにベストを尽くすだけでは法的に安全と言えないことを教えてくれると述べています[4]。先に示した「エホバの証人の輸血拒否」事例では，医療従事者として患者の安全を優先したくても患者の自己決定権がそれを許しません。医療者の信念を通せば法律違反を問われかねません。これでは医療者は，倫理的ジレンマを引き起こしてしまいます。

筆者ら[5,6]は看護職がかかわった多くの判例の分析から，**医療訴訟には患者や家族の医療者への不信が根底にあること，および看護業務とは何かが不明確である**ことを指摘しています。

「看護の主体的業務である療養上の世話は，本当に主体的に患者中心に展開されているのか」「診療の補助業務であり医師の指示に従って実践される処置は，その過程で看護の主体性が発揮されているか」―判例などを看護の視点で分析するとはこのようなことを意味しています。**図2**で示したように，法律上の義務は不可能なものまで強いるものではありませんが，いずれにしても看護職は対象の安全・安楽・自立（自律）への支援を実践していく過程において実

践の責務があること，その主要なものとして危険を予見し回避すべき義務があることを再認識しなければなりません。

●医療安全と専門職倫理

　法は，国家権力によって遵守を強制されている社会規範であり，「～してはならない」という〔禁止的性格・強制的性格〕を持ちます。してはならないことをした場合は当然罰せられます。一方，倫理は，「倫（人の輪・仲間）」と「理（物事の節目・道理）」で表され，仲間内の決まりごと・守るべきルール・秩序を意味し，「～すべきである」という〔奨励的性格・自律的性格〕を持ち，仮に倫理に反する行為をしても罰則規定はありません。倫理に類似した概念として道徳という用語がありますが，これは長期間人々に受け入れられてきた習慣や慣習であり，個人や集団（倫理は個々の関係から社会に至る広範囲をカバー）の行為の善悪の基準として用いられることが多いのですが，医療の場での明確な羅針盤とはなり得ません。よって臨床の場での倫理的ジレンマへの対応には医療倫理の4原則[※4]を活用し，多職種を加えてのカンファレンスが有効となります。

　樋口ら[7]は，医学・生命科学の分野では法（ハード・ロー）による社会の基本的価値の確保と，ガイドラインや専門職倫理など（ソフト・ロー）による自律と規範の実効的遵守の組み合わせが求められると述べています。

　そこで，「医療安全」と「専門職倫理」について述べます。看護は，看護を必要とする人に対して提供される対人の援助行為です。国際看護師協会（ICN）の「看護師の倫理綱領」[8]の前文に規定されている看護の基本的責務は，健康の増進，疾病予防，健康回復，苦痛の緩和の4つであり，その本質は人権尊重であることは周知のことです。なお，看護師の倫理に関する国際的な綱領は1953年に初めて採択され，2012年に最終改訂されています。日本看護協会はこれらの責任を遂行する看護師の行動の指針として「看護者の倫理綱領」[9]を2003年に改訂し15項目を提示しています（**表1**）。中でも第6条に「看護者は，対象となる人々への看護が阻害されているときや危険にさらされてい

※4　**生命倫理（医療倫理）の4原則**　①自律：他者から干渉されることなしに，自分の将来を決定する権利。②無危害：害を与えない，良い機会を逸しない。③恩恵：患者にとっての最善の利益。④正義：公平・平等・社会的正義，社会の善は変化する。

表1　看護者の倫理綱領

1. 看護者は，人間の生命，人間としての尊厳及び権利を尊重する。
2. 看護者は，国籍，人種・民族，宗教，信条，年齢，性別及び性的指向，社会的地位，経済的状態，ライフスタイル，健康問題の性質にかかわらず，対象となる人々に平等に看護を提供する。
3. 看護者は，対象となる人々との間に信頼関係を築き，その信頼関係に基づいて看護を提供する。
4. 看護者は，人々の知る権利及び自己決定の権利を尊重し，その権利を擁護する。
5. 看護者は，守秘義務を遵守し，個人情報の保護に努めるとともに，これを他者と共有する場合は適切な判断のもとに行う。
6. 看護者は，対象となる人々への看護が阻害されているときや危険にさらされているときは，人々を保護し安全を確保する。
7. 看護者は，自己の責任と能力を的確に認識し，実施した看護について個人としての責任をもつ。
8. 看護者は，常に，個人の責任として継続学習による能力の維持・開発に努める。
9. 看護者は，他の看護者及び保健医療福祉関係者とともに協働して看護を提供する。
10. 看護者は，より質の高い看護を行うために，看護実践，看護管理，看護教育，看護研究の望ましい基準を設定し，実施する。
11. 看護者は，研究や実践を通して，専門的知識・技術の創造と開発に努め，看護学の発展に寄与する。
12. 看護者は，より質の高い看護を行うために，看護者自身の心身の健康の保持増進に努める。
13. 看護者は，社会の人々の信頼を得るように，個人としての品行を常に高く維持する。
14. 看護者は，人々がよりよい健康を獲得していくために，環境の問題について社会と責任を共有する。
15. 看護者は，専門職組織を通じて，看護の質を高めるための制度の確立に参画し，よりよい社会づくりに貢献する。

日本看護協会：看護者の倫理綱領，2003.

るときは，人々を保護し安全を確保する」と示されています。この条文は対象となる人々が適切な看護を受けられるよう配慮することを大前提に，まず①自分自身が不安全行動をとらないこと，②他者の不安全行動を阻止すること，③療養環境の安全を確保することが含まれます。つまり自分だけが安全行動が取れていればよいということではだめなのです。安全を脅かすすべての環境から患者を守らなければなりません。そのための多職種連携であり，患者・家族指導による当事者参加の医療現場を目指す必要があります。倫理綱領は各条文とも非常に含蓄のある内容となっていますので，日々携帯し吟味することをお勧めします。それが**ライセンスを得て医療行為を業とする者の努め**であろうと思います。

対象の健康障害とそれによって生じる患者の患者，その反応を受け止める看護職の感情や思考（内側）が，行為（外側）として表現されるのが看護であると考えれば，**看護業務は，専門職倫理（看護師の倫理綱領）によって統制され，法的根拠を持った行為として善良なる管理者の注意義務をもって実践され，当然その結果に責任を負う**べきものです[10]。

安全行動に対する学習

　看護職が業務を実践するに当たって留意すべき注意義務に関して，その理由となる権利，義務の内容，負うべき責任について説明してきました。これらの看護実践に伴う基本的な根拠（エビデンス）を基に，安全行動に対する学習について，自己研鑽および組織による支援の両側面から概説します。

●看護専門職としての自己研鑽

　新人や若手の看護職のみならず，ベテランや師長などの管理者にも必須となります。特にベテラン看護師や師長などは，看護職の先輩としてのモデルとなる役割があります。

〈看護専門職としてのキャリアの育成〉
キャリアとは何か—生涯発達の視点から考える

　看護は専門職であるとする説と，まだ途上であるとする説があります。筆者は後者の立場です。理由は，前者をとるには現行の看護制度や看護基礎教育制度があまりにも複雑で，多様すぎるきらいがあるからです。専門看護師や認定看護師などはスペシャリストとして専門職と言えますが，一般の看護職つまりジェネラリストは専門職と言えるのでしょうか。この問いにもYesとNoの2通りの答えがあると思います。大部分の看護師はジェネラリストとして活動しています。日本看護協会はジェネラリストを「特定の専門あるいは看護分野にかかわらず，どのような対象者に対しても経験と継続教育によって習得した多くの暗黙知に基づき，その場に応じた知識・技術・能力を発揮できる者」[11]と定義し，各領域のスペシャリストを適切に活用できるジェネラリストの存在が看護の質を高めるために重要であるとしています。そのためには看護協会の倫理綱領の看護提供に際して守られるべき価値・責務（第1～6条）を履行しなければならず，責任を果たすために求められる努力（第7～11条）を遂行し，常に個人の責任として能力の維持・開発に努めなければなりません。加えて土台としての個人的徳性と組織的取り組み（第12～15条）では，心身の健康や看護職としての品行の維持・向上と共に，環境問題への対応や組織的な活動に

より看護の質の向上に努め，社会に貢献しなければなりません。

このような看護職に課せられた責務の遂行には，ワーク・ライフ・バランスを考慮して自身の看護職としてのキャリア開発が必要となります。キャリア(career)とは広辞苑では，①(職業・生涯の)経歴，②専門的技能を要する職業についていること，と定義されていますが，現在は人の生き方との関係で議論が継続しています。キャリアについては日本看護協会編看護管理学習テキスト第4巻第1章[12]より抜粋し，私見を加えて説明します。

D. T. ホールは，キャリアの意味を4つの視点で説明しています。キャリアは，①昇進，②専門職の型，③**生涯にわたる職業経歴**，④役割に関連した諸経験の生涯にわたる連続というとらえ方です。このうち③のとらえ方，生涯にわたる連続したプロセスという考え方は，E. H. エリクソンの生涯発達心理学[13]を源流としていますので，看護職には理解しやすいでしょう。そう考えるとキャリアは発達していくものになります。E. H. エリクソンは乳児期～老年期を8区分しそれぞれに時期に達成すべき心理・社会的発達課題と危機を述べています。

キャリア発達については，D. H. スーパーが①成長期，②探索・試行期，③確立期，④維持期，⑤下降期の5つの段階で説明しています。これは子どもから大人になり，職業生活や家庭生活での課題へ対応しつつ成長していくプロセスとなります。②探索・試行期は看護学生が該当し，適性に合った職業を選択する段階で，E. H. エリクソンでは青年期の同一性を確立し職業アイデンティティの確立を目指す時期に該当します。働く看護職としてはE. H. エリクソンの前成人期の親密対孤立，成人期の生殖性対停滞という発達課題がタスクとなります。D. H. スーパーではキャリアの③確立期から④維持期に該当しますから，職業生活において目標に向かって行動し，獲得した自己概念を維持させていくことで家庭でも仕事でも満足が得られると言われています。

このように考えると，人として生涯発達していくプロセスで課せられた発達課題を達成していくこと自体が，キャリア発達ととらえることができ，人間としての統合に向かうことを意味すると考えます。

キャリア・マネジメント

各自が自分の人間として，および看護職としての発達をどのように考えるか

表2 キャリア・アンカー

①専門・職能別コンピタンス：ある特定の分野で能力を発揮することにやりがいや喜びを感じること
②全般管理コンピタンス：管理責任のある仕事に興味を持ち，問題分析力，対人関係能力，情緒の3つを統合させて，組織の期待に沿うことに喜びを感じること
③保障・安定：雇用が保障されることなど経済的安定を求めること
④自律・独立：組織の制約に縛られず自由に自分の専門能力を発揮するのに喜びを感じること
⑤起業家的創造性：創造性・建設的欲求が強く，自分の努力で成果を生み出すことに喜びを感じること
⑥奉仕・社会貢献：世の中を少しでもよくしたい望みが強いこと
⑦純粋な挑戦：難しい問題解決に挑戦しようとすること
⑧生活様式：仕事も家庭も大事でワークライフバランスを求めること

Schein, E. H.：Career Anchors；Discovering Your Real Values（rev. ed.），Jossey-Bass/Pfeiffer, San Francisco, CA, 1990., エドガー・H. シャイン著，金井寿宏訳：キャリア・アンカー――自分のほんとうの価値を発見しよう，白桃書房，2003., 井部俊子，中西睦子監修，手島恵編：看護管理学習テキスト 第2版 第4巻 看護における人的資源活用論（2011年度刷），P.23〜24, 2011. を参考に筆者作成

は，専門職として患者の安全を担保する業務を実施する役割を有する者として重要な課題となります。自らのキャリア計画を立て，自己査定と目標設定の継続的なプロセスをキャリア・デザインと言い，生涯にわたる職業生活においてよりどころにする自己概念のことであり，E. H. シャインはキャリア・アンカーという概念を使って説明しています。自己概念は，「才能や能力」「動機や欲求」「意味や価値」の3つの要素からなっています。詳細は省きますが，アンカーとは港に船を停泊させる錨を意味しますから，**揺れない自己の基盤をどこに置く**かということになります。E. H. シャインが示すキャリア・アンカーを紹介します（**表2**）[14〜16]。

自分は何のために働いているのかを考える参考にしてください。

●ストレス・マネジメントの実践

現在の医療を取り囲む環境は，患者のみならず働く医療者へも過大な負担となっています。高度専門医療や入院期間の短縮化などは，患者の安全を脅かす要素になります。加えて，医療者自身の感染などの危険性もあり，1998年の「保健医療従事者のための労働災害（職業上の健康障害）に関する国際会議」開催以降，労働安全衛生はもう一つのリスクマネジメントであることが指摘されています。**医療現場はハイリスク地帯であり，医療従事者もハイリスクグループ**であることを認識しての患者の安全のみならず自己の健康管理も重要となります。

第3章で解説した医療上の必要性とは無関係にインスリンが投与された事例

表3　4つのケア

1. セルフケア
2. ラインによるケア
3. 事業場内産業保健スタッフ等によるケア
4. 事業場外資源によるケア

厚生労働省：事業場における労働者の心の健康づくりのための指針（平成12年8月9日）

は，患者への看護がストレスであったことが理由として報告されています。厚生労働省の平成24年度の労働者健康状況調査[17]によると，仕事や職業生活にストレスがあるとする割合は60.9％であり，第1位は職場の人間関係の問題が4割を超えています。先述のインスリンの事案でも，自分が分からないことを知られたくない，聞きたくても聞けない人間関係・職場環境が事故に結びついています。看護職としての心身の自己管理は，患者へ安全な看護を提供する大前提となることを再確認して，**ストレス・マネジメント**の実践が責務となります。

　厚生労働省は2000年に「事業場における労働者の心の健康づくりのための指針」として，4つのケア（**表3**）を発表，職場におけるメンタルヘルス対策の実施率の向上を目指してきました[18]。第12次労働災害防止計画においては，2017年までに実施率80％以上と定めていましたが，2013年の労働安全衛生調査では，その実施度は60.7％で目標に達していません。2014年に労働衛生法が改正され，事業者に労働者の心理的負担の程度を把握するための検査（ストレスチェック），医師による面接指導の実施及び事後措置の実施（ストレスチェック制度）が義務付けられ，2015年12月1日から施行され，その実施が常時50人以上の労働者を使用する事業場に義務付けられました[19]。病院などの医療機関も事業場であり，医療従事者は労働者となりますので，この対象となります。患者および医療者自身を守るために，ストレス・マネジメントへの取り組みは，個人的にも組織的にも実施が不可欠です。特にストレス・マネジメントの実践に関しては，厚生労働省が示すメンタルヘルスケアの4つのケア（**表3**）およびメンタルヘルスの基本的考え方（心の健康問題は個人差が大きいこと，家庭や個人生活など職場以外の要因が影響すること，人事労務管理と関係すること，個人情報保護への配慮が不可欠であること）に留意して臨む必要があります。

〈セルフケア〉

　ストレスは目に見えませんから，他者からの援助を待つのではなくセルフケアが重要と考えます。厚生労働省では，ストレスやメンタルヘルスに対する正

しい理解，ストレスへの気づき，ストレスへの対処を挙げています。

現代社会はストレス社会ですから，ストレスは年齢を問わず誰にもありますが，特に生命に直結する医療現場では負担が大きいです。ストレスはストレッサー（生態にストレスを生じさせる刺激）→個体（ホメオスターシスを乱してストレス反応が生じる）→ストレスサイン（そのストレス反応が心身のいずれかに何らかの症状として表現される）という構造を示します。生物的ストレスの第一人者であるH. セリエ[20]は，ストレスはストレッサーの質と量によって規定されるだけでなく，それを受け止める個人の条件によって異なること，快にも不快にもなり，健康障害あるいは自己成長の動機づけにもなると述べています。また，心理的ストレスについてR. S. ラザルス[21]は個人の評価に左右されると述べています。現代のストレッサーの第一は人間関係と言われていますが，その相手との関係をどのように認知するかでストレスとなるか否かが変わってきます。最適のストレスが最大の効果を生む（ストレスの生産性）を知り，ストレス対処の基本的資源（身体的健康，健康的なライフスタイル，対人交流，時間管理，人生観，経済的生活等）を身につけ，ストレスとの付き合い方の種々の手法（考え方やリラクゼーションなど）を習得して実践していくことがセルフケアです。

〈ラインによるケア〉

ストレスは人間にとって悪いものではありません。過剰になった時に悪影響を及ぼすのです。人間にとってのストレスの意味を学び，実践を体得していくためには職場における研修も必要となります。ラインによるケアは，師長などの看護管理者が行うもので，職場環境の把握と改善，部下の相談・対応が含まれますが，セルフケアが実践できることが前提になります。師長はセルフケアとラインケア双方に責務を有することを念頭に置かねばなりません。

今後の医療安全研修には，キャリア・マネジメントやストレス・マネジメントに関する理論と実践を取り入れた研修が必要です。

●組織による支援

前述した自己研鑽を支援すること，およびチーム活動推進のため多職種を含

め相互理解やコミュニケーションの促進，医療安全に関する自施設の課題などについて共通理解を深めるといった目的で組織による支援が重要です。

〈成人型研修を企画する〉

研修対象者は成人であることを理解する

　安全教育を企画する場合，まず対象は誰なのかが重要となります。前述したE. H. エリクソンの区分で見ると，看護学生の場合は青年期〜前成人期，現場職員は前成人期〜成人期・一部は老年期が該当し，それぞれ一個の人間としてクリアしなければならない課題を有していますので，職場で課せられる課題とうまく協合できれば研修の効果が上がるでしょう。研修の企画には，対象者の特性を考慮しなければならないのです。ここでは研修の対象を成人ととらえます。安酸[22]は，成人の学習は自己管理型学習であると述べています。つまり，他者依存ではなく自己管理で，学習の計画・実施・評価を含めて自身が実行する学習です。成人は学習や経験の蓄積として自己概念の確立や学習能力を有しており，教科中心の子どもの教育（ペタゴジー）に比べて課題や問題中心の主体的な学習態度を有しています。このため，現場での研修は，対象者が問題として認識している課題（帰納的思考）から取り組み，その課題達成のために必要な専門的知識（演繹的思考）を駆使することが望ましいと考えます。

研修の準備段階から終了まで段階的な評価が必要

　背景の異なる対象者を一まとめに見てはいけません。**絶対評価**は個々の対象者の研修目標の到達度評価であり，**相対評価**は研修対象者全体の成績水準を評価基準として比較解釈するものです。個々の成長を見る場合は前者であり，研修の効果判定や研修対象者である個人の集団における位置を見たい場合は後者が該当します[23]。いつも集団の評価で見ていくと，個々の対象者の変化（個人の努力）が見えにくくなります。また，効果的な研修企画を検討するには，対象者の条件を把握するために企画前に**診断的評価**を行います。

　次に研修途中での**形成的評価**（到達度評価），研修終了時には**総括的評価**（企画の効果や成績評価で通常は相対的評価が主。企画の改善・研修方法の反省，個々の対象者へのフィードバックなら絶対〈到達度〉評価も有用）となります。成人を対象とする医療安全研修では，いずれの評価法が妥当か，評価の時期や内容・方法を含めて検討するとよいでしょう。

表4　研修テーマの例

【自己研鑽を支援する例】
- 看護専門職論（保健師助産師看護師法，専門職倫理含む）
（看護職の権利と義務と責任の関係，法と倫理の関係など）
- キャリア・マネジメント（自己のキャリア・デザイン，看護職としてのキャリアなど）
- ストレス・マネジメント（ストレス理解，ストレス対処，セルフケア・ラインケアなど）

【組織による視線：研修例】
- 医療の専門的知識・技術に関する内容
- 医療安全に関連する基本的知識・技術（医療安全の動向，関連法規，事故分析手法など）
- 医療安全と専門職倫理など
- 心理学や人間工学，労働衛生など，他の分野から学ぶ医療安全関連知識・技術
（人間の特性，ヒューマンエラーなど）
- メンタルヘルス体制（事業場における心の健康づくり，職場復帰に関する事項など）
- TeamSTEPPS（チーム活動，コミュニケーションなど）
- 多職種連携（IPW/IPE）
- 自施設の事故やクレームなどの分析結果から必要とされる課題
- 患者・当事者参加論（可能であれば患者・家族に当事者として参加してもらう）
- 安全文化醸成（安全管理体制の組織づくり）など
- WHO患者安全カリキュラムガイド多職種版に記載された内容に関する項目[24]

〈職場の安全リーダーとしての育成〉

必要な研修内容

　看護職の責務として専門的知識・技術の修得のみでなく，前述した心身の自己管理が重要であり，また，自己研鑽を推進する組織による支援が必要です。その一つが対象に必要な教育・研修企画と実施です。**表4**に，研修テーマの例を紹介します。

研修形態

　研修の方法を検討する時に参考になるのは**学習ピラミッド**（**図3**）です。研修対象者の特性と研修の到達目標を考慮して，効果的な学習内容と方法を選択します。ピラミッドは下に行くほど学習効果が上がると言われています。新しい専門的知識でも一斉講義で終了すれば記憶にはあまり残りません。視聴覚教材などによる"百聞は一見にしかず"は効果的でしたが，現在それ以上にグループワークが有用です。体験することの効果を期待してロールプレイなども組み込みましょう。当事者体験として，患者役や看護師役などのロールプレイは有効です。また，他者に教える経験は効果が高いので，学会や研修会などの参加者には院内講師として報告してもらうこともよいでしょう。ほかに，患者・家族に当事者として医療参画してもらうため，患者・家族も研修に参加して

図3　学習ピラミッド

	平均記憶率
講義	5％
読む	10％
視聴覚教材	20％
実験機材	30％
グループ討論	50％
体験を通した学習	75％
他人に教えた経験	90％

出典：National Training Laboratories

もらい，セルフケアの意味と実践（特に自分の安全管理など）を看護職と共に学んだり，患者・家族を講師として彼らから学ぶことも考えてよいと思います。

安全文化の醸成

　医療現場はハイリスク地帯であり（患者・医療者双方にも危険が多い），患者の安全を守ることは医療者自身の安全をも守ることにも直結しています。前述した**看護職の権利と義務と責任の関係性**および**医療安全と専門職倫理**について理解し，実践できれば事故は起こらないでしょう。しかし，本書で取り扱った事故事案の背景を見ると，事故を起こした看護職は専門的知識・技術の不足があるにもかかわらず，そのことを自己評価できていないことも要因になっています。看護学生時代には教員から「『分かることと分からないこと』『できることとできないこと』を認知しなさい」と指導を受けたと思います。入職直後は知らないことやできないことがあっても，先輩は親切に指導してくれます。しかし，経験を重ねていく過程で，知らないことやできないことを一種の恥（？）と思い，隠そうとしていませんか。実際に，知らない，分からないままに実施したことが，カリウム事故やインスリン事故につながっていました。医学の急速な変化についていけない場合もあるでしょうが，それは恥ではありません。不足に気づき補えばよいのです。そのために，他者に助言や援助を求めればよいのです。しかし，事故の背景にはほかの看護師に知られたくない，聞きづらいといった人間関係の問題が存在していましたし，医師の指示に疑問を持っても確認しないで自己判断したり，確認の仕方に問題があったりしました。紹介した事例から，単に知識不足では片付けられない問題が多いことに気

表5 TeamSTEPPSの研修で示される改革の8つのステップ

①危機感を高め共有する。	⑤改革しやすい環境を整える。
②改革推進チームをつくる。	⑥短期的な成果を生み出す。
③改革のビジョンと戦略を明確にする。	⑦油断なく推進を継続する。
④理解・賛同を得る。	⑧新たな文化を築く。

づきます。不足している知識や技術の研修も必要ですが，それだけでは不十分なのです。治療上必要のないインスリンを投与した事例では，患者への看護がストレスであったことが理由として挙げられていたことから，従来の医療安全マネジメントの限界が指摘されています。

　J. リーズンのスイスチーズモデルが紹介され，医療安全をシステムとしてとらえること，米国の医療の質委員会からの「人は誰でも間違える」[25]などから，医療安全に関する考え方は変化してきました。事故分析も「WHO（誰）」から「WHY（なぜ）」へ，事故を起こした当事者への責任追求から，事故が起こったシステムの点検へと転換したはずですが，現場はどうでしょうか。依然としてインシデントやアクシデントは失敗事例として取り扱っていませんか。旧態依然とした医療機関はまだ多く存在しています。その中にあって安全文化を醸成していくには，個々人が専門職としての倫理観のもと必要な知識・技術は自己研鑽して修得すべきです。大林[26]は，横市事件を例に「おかしい？」と思った時に，医療者としてとるべき行動は何であったかを指摘し，「医療安全」とは患者に直接責任を持つ「専門職倫理」と生活の「安全」を保証するシステムの構築・運用をする「システム倫理」とを必要とする「医療倫理」ではないのかと提言しています。

　チーム活動における多くの問題解決には，ノンテクニカルスキル※5と，チームとしてのより良いパフォーマンスと患者安全を高めるためのツールおよび戦略としてのTeamSTEPPS[27]が有効と考えます。TeamSTEPPSの基本原理はチーム体制のもとに4つのスキル（リーダーシップ，状況モニター，相互支援，コミュニケーション）で構成されています。

　TeamSTEPPSの研修で示される改革の8つのステップは**表5**のとおりです。
　TeamSTEPPSについては研修会も開催されていますので，まずは現場で危

※5　**ノンテクニカルスキル**　テクニカルスキル（技術的なもの）を補って完全なものとする認知的，社会的，そして個人的なリソースとしてのスキルであり，安全かつ効率的なタスク遂行に寄与するもの。

機感を共有できたメンバーで参加し，改革チームをつくって自施設の改革に取り組むことを勧めます。新人もベテランも師長も含めて，看護の専門職として患者のケアの担い手としての責務を遂行するために，個として集団として何ができるか，自己研鑽を前提に組織に何を求めていくべきか熟考すべき課題は多いと思います。看護職の皆さんの日頃の努力が自他共に承認され，医療機関における安全文化が醸成されますことを期待しております。

引用・参考文献
1）J.リーソン著，林喜男監訳：ヒューマンエラー—認知科学的アプローチ，P.175〜178，海文堂出版，1994.
2）富田功一監修，上山滋太郎，石津日出雄編：標準法医学・医事法 第5版，P.266〜267，医学書院，2000.
3）米田泰邦：医事紛争と医療裁判—その病理と法理 第2版，P.126〜129，成文堂，1994.
4）前掲3），P.145.
5）古賀八千代，岡崎美智子：座談会 看護教育の中での法律，看護教育，Vol.22，No.11，P.694〜701，1981.
6）土屋八千代，山田静子，鈴木俊夫編：看護事故防学，P.205，中山書店，2003.
7）樋口範雄，土屋裕子編：生命倫理と法，P.70〜98，弘文堂，2005.
8）国際看護師協会（ICN），日本看護協会訳：日本語版「ICN看護師の倫理綱領」（2012年版），2013.
https://www.nurse.or.jp/nursing/international/icn/document/ethics/pdf/icncodejapanese.pdf（2017年11月閲覧）
9）日本看護協会：看護者の倫理綱領，2003.
https://www.nurse.or.jp/nursing/practice/rinri/pdf/rinri.pdf（2017年11月閲覧）
10）前掲6），P.213.
11）日本看護協会：看護にかかわる主要な用語の解説—概念的定義・歴史的変遷・社会的文脈，P.25，日本看護協会，2007.
https://www.nurse.or.jp/home/publication/pdf/2007/yougokaisetu.pdf（2017年11月閲覧）
12）井部俊子，中西睦子監修，手島恵編：看護管理学習テキスト 第2版 第4巻 看護における人的資源活用論（2016年度刷），P.2〜18，2016.
13）E.H.エリクソン著，村瀬孝雄，近藤邦夫訳：ライフサイクル，その完結，P.73，みすず書房，1989.
14）前掲12），P.23〜24.
15）Schein, E. H.：Career Anchors；Discovering Your Real Values（rev. ed.），Jossey-Bass/Pfeiffer, San Francisco, CA, 1990.
16）エドガー・H.シャイン著，金井寿宏訳：キャリア・アンカー—自分のほんとうの価値を発見しよう，白桃書房，2003.
17）厚生労働省：平成24年「労働安全衛生特別調査（労働者健康状況調査）」の概況，P.19，平成25年9月19日.
http://www.mhlw.go.jp/toukei/list/dl/h24-46-50_05.pdf（2017年11月閲覧）
18）厚生労働省：事業場における労働者の心の健康づくりのための指針（平成12年8月9日）
19）厚生労働省労働基準局長：ストレスチェック制度の施行を踏まえた当面緒メンタルヘルス対策の推進について（基発0401第72号，平成28年4月1日）
20）ハンス・セリエ著，杉靖三郎，田多井吉之介，藤井尚治，竹宮隆訳：現代社会とストレス，法政大学出版局，1988.
21）リチャード・S・ラザルス，スーザン・フォルクマン著，本明寛，春木豊，織田正美監訳：ストレスの心理学—認知的評価と対処の研究，実務教育出版，1991.
22）安酸史子他編：ナーシング・グラフィカ22 成人看護学 成人看護学概論，P.108〜109，メディカ出版，2004.
23）橋本重治：新・教育評価法概説，P.23，金子書房，1979.
24）大滝淳司，相馬孝博監訳：WHO患者安全カリキュラムガイド多職種版，2012.
http://www.tokyo-med.ac.jp/mededu/news/doc/who/WHO%20Patient%20Curriculum%20Guide_A_01.pdf（2017年11月閲覧）
25）L.コーン，J.コリガン，M.ドナルドソン編，米国医療の質委員会，医学研究所著，医学ジャーナリスト協会訳：人は誰でも間違える—より安全な医療システムを目指して，日本評論社，2000.
26）大林雅之：「医療安全」は「医療倫理」ではないのか，日本生命倫理学会ニューズレター，No.62，2017.
27）国立保健医療科学院訳：ポケットガイド チームSTEPPS，医療安全，Vol.7，No.4，P.巻末2〜21，8，2010.

著者紹介

土屋八千代

滋慶医療科学大学院大学 医療管理学研究科
医療安全管理学専攻 教授／博士（医学）

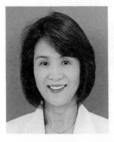

1973年看護専門学校卒業後，1979年八幡大学（現・九州国際大学）法学部，1985年日本看護協会看護研修学校看護研究学科，1993年国立公衆衛生院（現・国立保健医療科学院）研究課程（Doctor of Public Health）修了，2001年日本大学大学院総合社会情報研究科人間科学専攻，2002年昭和大学医学部にて医学博士取得。臨床看護師，看護教員，医療法人病院教育師長を経て，1985～1987年国際協力事業団派遣専門家としてタイ—日本看護教育プロジェクトに参加，帰国後，聖母女子短期大学（助教授）で医療安全教育を導入，山梨県立看護大学（教授），宮崎大学医学部看護学科（学科長，教授）を立ち上げ，2011年より現職。県主催の研修会（医療安全と倫理）や看護研究指導および認定看護管理者研修会講師など。著書に『看護教員としてともにあゆむ日々』（医学書院），『医療事故防止教育ガイド』（日総研出版），『看護事故予防学』（中山書店），『苦手克服8事例看護研究』（日総研出版）など。

［謝辞］
資料収集にご尽力いただいた滋慶医療科学大学院大学図書館司書田中律子さん，的確な助言をいただいた司法専門家の先生に感謝致します。

事故事例に学ぶ看護師の注意義務

2018年2月5日発行　第1版第1刷

著者：土屋八千代©（つちや やちよ）

企　画：日総研グループ
代　表：岸田良平
発行所：日総研出版